VITAMINE

istruzioni per l'uso
quali, quando, come

BRUNO CIARAMELLA

AVVERTENZE

I contenuti esposti nel testo hanno uno scopo informativo e non sono mirati a soddisfare necessità e bisogni individuali.

Niente di ciò che è indicato in queste pagine deve essere considerato come un consiglio o una diagnosi medica né deve essere inteso, in nessun caso, come sostitutivo di trattamenti o cure prescritti o raccomandati da medici professionisti

L'Autore consiglia il Lettore di consultare un Medico, prima di assumere qualsiasi integratore, al fine di valutare rischi e benefici in base alle proprie condizioni cliniche e ai propri bisogni reali.

Pubblicato con la Esclusiva Strategia Editoriale
"Self Publishing Vincente"
www.SelfPublishingVincente.it

A mia moglie e ai miei figli,
vitamine della mia vita.

INDICE

RINGRAZIAMENTI

Profondamente grato a Jusy Iuliano,
per la pazienza con cui si è prestata
alla correzione delle bozze e a
Stefano Simoni per la professionale dedizione con cui
ha realizzato la foto di copertina.

1

INTRODUZIONE

Ora che hai tra le mani questo manuale, spero tu abbia la giusta carica di curiosità perché sto per introdurti in un campo affascinante quanto intricante in cui potresti vedere crollare molti miti e scoprire caratteristiche e aspetti insospettabili delle VITAMINE.

Fin dalla loro scoperta, avvenuta nel 1911 per opera del medico polacco Kazimierz Funk, l'interesse per le vitamine è stato sempre molto altalenante tra fasi di grande entusiasmo e quelle di assoluto disinteresse.

In particolare, mentre negli anni '70 l'attenzione nei loro confronti era così elevata che se ne consigliava entusiasticamente l'assunzione, anche a dosaggi molto elevati, sotto forma di integratori per qualsiasi malanno, negli anni a seguire si assisteva a un'inversione di tendenza, in assenza di studi che ne dimostrassero l'efficacia e l'utilità.

Ancora oggi ci si imbatte in posizioni assai discordanti, non solo tra persone "comuni", senza cioè alcuna formazione specifica, ma anche tra gli stessi studiosi: si va da annunci sensazionalistici su loro presunte proprietà terapeutiche in un'ampia gamma di condizioni, a un atteggiamento di sufficienza liquidando la questione con generiche raccomandazioni di un'alimentazione "corretta".

Del resto, basta fare un giro su internet, blog e altri social come facebook, per rendersi conto delle decine, se non centinaia di pagine dedicate alle vitamine e della "babele " di dati contrastanti e fuori controllo.

Come stanno le cose? Come regolarsi? Cosa fare in pratica?

Questo manuale è stato pensato come un'àncora per chi vuole saperne di più sulle vitamine senza annegare nel mare tempestoso di notizie contraddittorie e spesso senza alcun radicamento scientifico.

Nello stilare il testo, mi sono attenuto alla seguente regola: essere scientifico, semplice ma non semplicistico.

Il manuale è molto pragmatico, gli aspetti teorici ridotti all'essenziale, evitando il più possibile tecnicismi e linguaggio "medichese" senza per questo, ripeto, minimamente rinunciare al rigore scientifico.

In particolare ho elaborato il testo pensandolo come una risposta a una serie di quesiti come i seguenti:

Cosa sono le vitamine?
A cosa servono?
Sono realmente necessarie?
Di quanto ne abbiamo bisogno?
L'alimentazione è sufficiente a garantirne un apporto ottimale?
Come varia la disponibilità delle vitamine in seguito al trattamento del cibo?
Come può realizzarsi una carenza?
Cosa succede se si verifica una carenza?
In caso di carenza come integrare?
Qual è il ruolo dei cibi fortificati nel risolvere/prevenire una carenza vitaminica?
Le vitamine di origine sintetica (integratori) hanno la stessa efficacia di quelle presenti nei cibi?

Le vitamine possono causare effetti collaterali?
E' possibile un eccesso di apporto di vitamine con l'alimentazione?
Le vitamine hanno un ruolo nella prevenzione delle malattie cronico-degenerative?
Le vitamine aiutano a prevenire il cancro?
Ci sono fabbisogni diversificati in base all'età e alle varie fasi della vita?
Le vitamine hanno un'azione terapeutica?

Come dicevo, queste sono solo alcune delle domande cui risponderò nelle prossime pagine.

Ora direi che possiamo incominciare!

2

COSA SONO?

Le vitamine sono un insieme molto eterogeneo di sostanze chimiche di cui normalmente necessitiamo in minime quantità per il nostro fabbisogno.

La parola vitamina significa "amina della vita" ed è stata coniata nel 1914 da Kazimierz Funk che così definì una sostanza, contenente un gruppo aminico nella sua struttura, da lui estratta dalla crusca in grado di curare il *beriberi* (una grave malattia comune nelle persone con una dieta incentrata esclusivamente sul riso brillato). Da allora, la parola vitamina è stata utilizzata per indicare composti essenziali per la vita, anche se non sempre contenenti azoto.

Affinché una sostanza sia definita vitamina è necessario che:

1- svolga un compito specifico nell'organismo, non sostituibile da altre sostanze;

2 - sia essenziale, ossia debba essere necessariamente introdotta con l'alimentazione in quanto l'organismo non è in grado di produrla;

3- una carenza provoca dei sintomi correggibili con la sua assunzione.

In realtà, non tutte le sostanze con queste caratteristiche sono classificabili come vitamine. Infatti, i minerali, che non sono sintetizzati dall'organismo e che sono essenziali per il suo corretto funzionamento, non sono catalogati come vitamine.

Va precisato, inoltre, che l'essere una vitamina non è una proprietà della sostanza in sé ma una proprietà della specie, nel senso che sostanze che sono vitamine per la specie umana possono non esserlo per altre specie e viceversa.

3

QUANTE E QUALI SONO?

Sino ad ora sono state identificate quattordici vitamine, anche se sul numero effettivo ancora si discute in quanto ci sono alcune sostanze che ricordano le vitamine per struttura e funzione (come la colina, l'inositolo, l'acido para-aminobenzoico) e altre per le quali ne è ancora incerta la classificazione (come per l'acido pangamico, detto anche vitamina B15, o per l'amigdalina - o laetrile - detta anche vitamina B17).
Dall'altro canto, per alcune sostanze, attualmente classificate come vitamine, si discute se vadano considerate come tali; una di queste è, per esempio, la vitamina D.

Classicamente le vitamine sono distinte in: **idrosolubili** se sono solubili in acqua e **liposolubili** se, invece, lo sono nei grassi.

La distinzione non si limita solo a questa caratteristica fisica ma anche fisiologica poiché le vitamine, a seconda che siano idrosolubili piuttosto che liposolubili, sono trattate diversamente nell'organismo.

Infatti, la differente solubilità ne condiziona numerose caratteristiche come ad esempio la loro presenza nei cibi, la loro digeribilità, l'assorbimento, la distribuzione nell'organismo, la sensibilità agli agenti ambientali, la necessità o meno di un'assunzione costante, l'accumulo nei tessuti.

Le vitamine idrosolubili vanno assunte regolarmente tutti i giorni con un'alimentazione ben bilanciata poiché non si accumulano nell'organismo (fa eccezione la vitamina B12 e, anche se in misura minore, la vitamina C).
Quando in eccesso, sono eliminate attraverso le urine.

Appartengono a questo gruppo:

vitamina B1 – tiamina

vitamina B2 – riboflavina

vitamina B3 – PP o niacina

vitamina B5 – acido pantotenico

vitamina B6 – piridossina

vitamina B8 – H o biotina

vitamina B9 – acido folico

vitamina B12 - cobalamina

vitamina C – acido ascorbico

Le vitamine liposolubili si accumulano nel tessuto adiposo e nel fegato da cui vengono rilasciate in base al fabbisogno, per cui non ne è necessario un costante apporto giornaliero.
Una loro carenza può manifestarsi in seguito a una mancata assunzione per lunghi periodi di tempo.

Appartengono a questo gruppo:

vitamina A – retinolo

vitamina D – colecalciferolo (D3) e ergocalciferolo (D2)

vitamina E - tocoferolo

vitamina K – fitonadione

vitamina F – acidi grassi essenziali

4

COSA FANNO?

Le vitamine possiedono diverse ed eterogenee funzioni.

Alcune, come la vitamina D, agiscono come gli ormoni, altre, come la vit. C ed E da antiossidanti, altre ancora, come ad esempio le vitamine del complesso B, funzionano da "cofattori", ossia aiutano gli enzimi a svolgere la propria attività nei processi metabolici.
Altre vitamine, invece, agiscono come mediatori di segnali cellulari e regolatori della crescita cellulare.

Il modo più semplice per pensare alla funzione delle vitamine è quello suggerito dal famoso nutrizionista dott. Michael Colgan, secondo cui la funzione delle vitamine è assimilabile a quelle dei bulloni...: *"Come la resistenza delle travi di un ponte dipende dall'azione coordinata di tutti i suoi bulloni, così le vitamine agiscono in sinergia le une con le altre, conferendo al corpo una resistenza ottimale".*

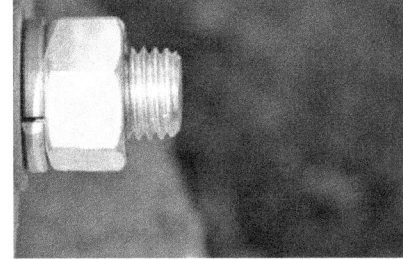

In estrema sintesi, e con tutti i rischi di una esemplificazione, le vitamine svolgono le seguenti funzioni:

- favoriscono l'utilizzazione del cibo e la produzione di energia

- svolgono attività antiossidante mediante la quale neutralizzano i radicali liberi (i radicali liberi sono scorie tossiche, che originano dal metabolismo dell'ossigeno, in grado di distruggere le cellule)

- intervengono nel corretto sviluppo del feto

- presiedono all'accrescimento corporeo e allo sviluppo di ossa e denti

- modulano la contrazione muscolare e la trasmissione degli impulsi nervosi

- intervengono nella sintesi del DNA

- sono coinvolte nella sintesi degli ormoni e nella funzionalità del sistema immunitario

- sono fondamentali per la salute della pelle e degli occhi.

5

LE VITAMINE ANTIOSSIDANTI

Una delle proprietà per le quali alcune vitamine sono più note è quella antiossidante.
Cos'è una sostanza antiossidante?
E' una molecola capace di proteggere il nostro organismo dai danni provocati dai radicali liberi.

I radicali liberi sono atomi o molecole instabili e, pertanto, altamente reattivi.
L'instabilità è conseguente alla perdita di un elettrone.
Infatti, tutte le sostanze chimiche sono stabili quando i propri elettroni sono appaiati fra loro.
Qualora un elettrone gli è sottratto (per radiazioni, per sostanze tossiche, per farmaci, per fumo ecc.) l'atomo diventa instabile e, nel tentativo di ristabilire il proprio equilibrio, sottrae un elettrone ad altri atomi, o molecole, con cui viene in contatto e che, a loro volta, diventano radicali liberi.
S'innesca, in tal modo, una reazione a catena in cui possono essere coinvolte anche molecole di grande importanza biologica come le membrane cellulari, le proteine e,

soprattutto, il DNA, danneggiandole e impedendone lo svolgimento delle loro naturali funzioni.

Gli antiossidanti sono in grado di riportare in equilibrio il radicale libero, cedendogli l'elettrone mancante.

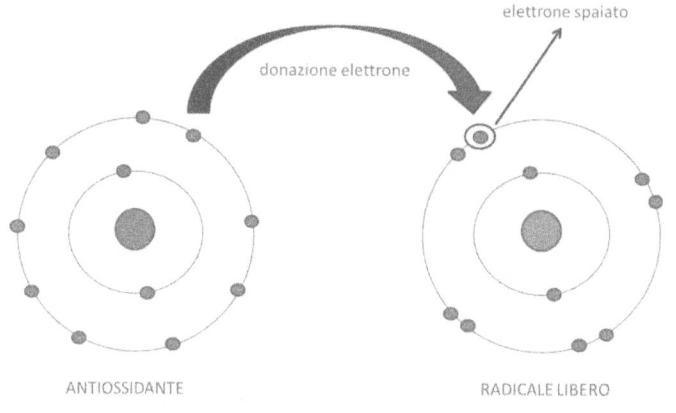

Oggi si ritiene che i radicali liberi siano coinvolti in un gran numero di eventi fisiopatologici come l'aterosclerosi, alcune malattie cardiovascolari e polmonari, le artriti, la cataratta, alcuni disturbi neurologici, l'invecchiamento e persino il cancro.

Un punto fondamentale da tenere ben presente è che vari radicali liberi sono normalmente prodotti nel nostro organismo durante i processi metabolici e sono utili per distruggere virus, batteri e cellule cancerose.
In condizioni normali la formazione dei radicali liberi è controbilanciata dalla sintesi e dalla introduzione con l'alimentazione di sostanze ad azione antiossidante.

Il problema sorge quanto i radicali liberi sono in eccesso rispetto alla capacità dell'organismo di neutralizzarli.

In queste condizioni i radicali liberi prendono il sopravvento e danneggiano le strutture cellulari con le lesioni prima ricordate.
Quando si parla di **stress ossidativo** si intende proprio la prevalenza di sostanze ossidanti che prevaricano le capacità

dell'organismo di neutralizzarle attraverso le sostanze antiossidanti.
Quindi, in caso di una super produzione di radicali liberi, c'è bisogno di assumere degli antiossidanti per combattere questo fenomeno di sovrapproduzione, in quanto le sostanze antiossidanti svolgono un ruolo fondamentale nel contrastare lo stress ossidativo.

Esistono diverse categorie di antiossidanti, alcuni sintetizzati dal nostro organismo altri introdotti con l'alimentazione, che, in estrema sintesi, possono essere così classificati:
- micronutrienti ed enzimi: acido urico, coenzima Q10, glutatione, melatonina, rame, selenio, zinco.
- Pigmenti vegetali: bioflavonoidi, polifenoli.
- Vitamine.

Relativamente a quest'ultime segnalo soprattutto le vitamine A, C, ed E.
In particolare, la vitamina C è considerata uno dei più importanti antiossidanti presenti nei fluidi corporei poiché non solo funge da "scavanger" (spazzino) dei radicali liberi che incontra nei liquidi intra ed extracellulari, ma ha la capacità di rigenerare la vitamina E dopo che essa ha neutralizzato i radicali liberi.
In pratica è come se la vitamina C si sacrificasse per mantenere attiva la vitamina E.

La vitamina E, invece, è specializzata nel proteggere gli acidi grassi polinsaturi delle membrane cellulari e le lipoproteine a bassa densità dalla perossidazione (irrancidimento) dovuta all'attacco dei radicali liberi. La vitamina E si trova localizzata nello strato delle membrane cellulari.

Numerose sono le condizioni in grado di determinare un'eccessiva formazione di radicali liberi, in particolare: radiazioni ultraviolette, inquinamento, elevato consumo di alcool, fumo, farmaci, stress psico-fisico, alimentazione ricca di sostanza grasse e conservanti ecc.

A tutto questo bisogna aggiungere che anche un'alimentazione "apparentemente" sana ed equilibrata può esporre a un'eccessiva attività dei radicali liberi in quanto, a causa delle modalità di cottura e trattamento dei cibi, così come per i moderni metodi di produzione, i cibi stessi sono sempre più poveri di sostanze antiossidanti.

Come prima riportato, le vitamine non sono le uniche specie antiradicaliche di cui disponiamo, bisogna, infatti, ricordare anche numerose altre sostanze quali i flavonoidi, selenio, rame, zinco, manganese ecc. oltre ad alcune potentissime sostanze antiossidanti prodotte naturalmente dall'organismo.

Per restare nel campo alimentare, è interessante notare che è proprio nella frutta e nella verdura che sono contenute un'infinità di molecole antiossidanti, per lo più ancora sconosciute, che sono anche responsabili del colore tipico dei diversi alimenti vegetali.

Da questo punto di vista gli antiossidanti naturali possono essere raggruppati in cinque colori:

- **ROSSO**: conferito da licopene e antociani. Essi sono presenti nell'anguria, arancia rossa, barbabietola rossa, ciliegia, fragola, pomodoro, ravanello, rapa rossa, ecc.
- **GIALLO-ARANCIO**: conferito dal beta-carotene. Esso è presente nell'albicocca, arancia, carota, clementine, cachi, limone, mandarino, melone, nespola, nettarina, peperone, pesca, pompelmo, zucca, curcuma, ecc.
- **VERDE**: conferito da folati e clorofilla. Essi si trovano negli asparagi, basilico, bieta, broccoletti, broccoli, carciofo, cavolo broccolo, cavolo cappuccio, cetriolo,

cicoria, cime di rapa, indivia, kiwi, lattuga, prezzemolo, spinaci, uva, zucchina, ecc.

- **BLU-VIOLA**: conferito da antociani. Essi sono presenti nei fichi, frutti di bosco, melanzane, prugne, radicchio, uva nera, mirtilli, ribes, ecc.
- **BIANCO**: conferito dalla quercetina. Essa si trova nell'aglio, cavolfiore, cipolla, finocchio, funghi, mela, pera, porri, sedano, ecc.

Per assicurare un apporto completo di tali sostanze, che sono indispensabili per la nostra salute, è opportuno mangiare il più possibile a **colori** e ovviamente seguire uno stile di vita sano e fisicamente attivo.

Il Dipartimento del Ministero dell'Agricoltura statunitense ha stilato un elenco di cibi utilizzati quotidianamente da ciascuno di noi, evidenziandone il potere antiossidante e le quantità consigliate.
Il valore riportato accanto ad ogni alimento rappresenta l'indice **ORAC** (Oxigen Radical Absorbance Capacity), ovvero l'unità di misura con cui si calcola la capacità antiossidante degli alimenti.
Ad un valore più alto corrisponde un maggiore potere antiossidante.
Ricordo che una corretta alimentazione deve prevedere l'assunzione di circa 5000 ORAC.
L'elenco che segue comprende ben 100 alimenti.

Per semplificare riporto quelli di più comune consumo e a seguire l'elenco completo.
- Succo di uva nera (1 bicchiere) 5216 ORAC
- Mirtilli (1 tazza) 3480 ORAC
- Cavolo verde cotto (1 tazza) 2048 ORAC
- Spinaci cotti (1 tazza) 2042 ORAC
- Barbabietola cotta (1 tazza) 1782 ORAC
- More (1 tazza) 1466 ORAC
- Cavoli di Bruxelles cotti (1 tazza) 1384 ORAC

- Succo di pompelmo (1 bicchiere) 1274 ORAC
- Fragole (1 tazza) 1170 ORAC
- Succo di arancia (1 bicchiere) 1142 ORAC

Elenco completo:
1) Chiodi di garofano: 314.446 ORAC
2) Sommacco: 312.400 ORAC
3) Cannella: 267.536 ORAC
4) Sorgo (crusca cruda): 240.000 ORAC
5) Origano essiccato: 200.129 ORAC
6) Curcuma: 159.277 ORAC
7) Bacca açaí: 102.700 ORAC
8) Sorgo nero: 100.800 ORAC
9) Sumac (in granelli): 86.800 ORAC
10) Cacao in polvere non zuccherato: 80.933 ORAC
11) Semi di cumino: 76.800 ORAC
12) Bacca Maqui: 75.000 ORAC
13) Prezzemolo essiccato: 74.349 ORAC
14) Sorgo rosso: 71.000 ORAC
15) Basilico essiccato: 67.553 ORAC
16) Cioccolato (amaro e cucinato): 49.926 ORAC
17) Curry in polvere: 48.504 ORAC
18) Sorgo (in granuli, tannini): 45.400 ORAC
19) Cioccolato in polvere: 40.200 ORAC
20) Bacche di Maqui (succo di): 40.000 ORAC
21) Salvia: 32.004 ORAC
22) Semi di senape gialla: 29.257 ORAC
23) Zenzero: 28.811 ORAC
24) Pepe nero: 27.618 ORAC
25) Timo fresco: 27.426 ORAC
26) Maggiorana fresca: 27.297 ORAC
27) Bacche di Goji: 25.300 ORAC
28) Crusca di riso: 24.287 ORAC
29) Peperoncino in polvere: 23.636 ORAC
30) Sorgo nero: 21.900 ORAC
31) Cioccolato scuro: 20.823 ORAC

32) Crusca di Lino: 19.600 ORAC
33) Cioccolato amabile: 18.053 ORAC
34) Pecan: 17.940 ORAC
35) Paprika: 17.919 ORAC
36) Aronia crudo: 16.062 ORAC
37) Dragoncello fresco: 15.542 ORAC
38) Zenzero (radice cruda): 14.840 ORAC
39) Bacche di sambuco crude: 14.697 ORAC
40) Sorgo rosso: 14.000 ORAC
41) Menta Piperita fresca: 13.978 ORAC
42) Origano fresco: 13.978 ORAC
43) Noci: 13.541 ORAC
44) Nocciole: 9.645 ORAC
45) Mirtillo rosso fresco: 9.584 ORAC
46) Pere essiccate: 9.496 ORAC
47) Santoreggia fresca: 9.465 ORAC
48) Carciofi: 9.416 ORAC
49) Fagioli rossi: 8.459 ORAC
50) Fagioli rosa: 8.320 ORAC
51) Fagioli neri: 8.040 ORAC
52) Pistacchi: 7.983 ORAC
53) Ribes: 7.960 ORAC
54) Fagioli Pinto: 7.779 ORAC
55) Prugne: 7.581 ORAC
56) Cioccolato al latte: 7.528 ORAC
57) Lenticchie: 7.282 ORAC
58) Agave essiccato: 7.274 ORAC
59) Mele secche: 6.681 ORAC
60) Aglio in polvere: 6.665 ORAC
61) Mirtilli: 6.552 ORAC
62) Susine*: 6.552 ORAC
63) Sorgo bianco: 6.400 ORAC
64) Melissa: 5.997 ORAC
65) Soia: 5.764 ORAC
66) Cipolle in polvere: 5.735 ORAC
67) More: 5.347 ORAC
68) Aglio fresco: 5.346 ORAC

69) Foglie di coriandolo: 5.141 ORAC
70) Vino Cabernet-Sauvignon: 5.034 ORAC
71) Lamponi: 4.882 ORAC
72) Basilico fresco: 4.805 ORAC
73) Mandorle: 4.454 ORAC
74) Aneto (semi): 4.392 ORAC
75) Fagioli dell'occhio: 4.343 ORAC
76) Mele Red Delicious: 4.275 ORAC
77) Pesche secche: 4.222 ORAC
78) Uvetta bianca: 4.188 ORAC
79) Mele Granny Smith: 3.898 ORAC
80) Dattero: 3.895 ORAC
81) Vino rosso: 3.873 ORAC
82) Fragole: 3.577 ORAC
83) Burro di arachidi: 3.432 ORAC
84) Ribes rosso: 3.387 ORAC
85) Fichi: 3.383 ORAC
86) Ciliegie: 3.365 ORAC
87) Uva spina: 3.277 ORAC
88) Albicocche secche: 3.234 ORAC
89) Arachidi: 3.166 ORAC
90) Cavolo rosso: 3.145 ORAC
91) Broccoli: 3.083 ORAC
92) Mele: 3.082 ORAC
93) Uva passa: 3.037 ORAC
94) Pere: 2.941 ORAC
95) Agave: 2.938 ORAC
96) Mirtillo (succo) : 2.906 ORAC
97) Cardamomo: 2.764 ORAC
98) Guava: 2.550 ORAC
99) Lattuga a foglia rossa: 2.380 ORAC
100) Succo d'uva Concord: 2.377 ORAC

6

DI QUANTE VITAMINE ABBIAMO BISOGNO?

Questo è uno degli argomenti più controversi e spinosi quando si parla di vitamine in quanto, ancor oggi, si confrontano/scontrano due opposte scuole di pensiero.

Da una parte c'è chi ritiene che il fabbisogno di vitamine corrisponde a quello sufficiente a garantire un corretto funzionamento dei processi cellulari, dall'altra c'è chi sostiene che, a causa dello sfruttamento dei terreni, dell'inquinamento ambientale, dello stato di "cronica intossicazione" del corpo, è impossibile stabilire un fabbisogno minimo e che è necessario assumere un elevato apporto di vitamine ben superiore a quello necessario per evitare i segni di carenza.

Cosa dicono le maggiori società scientifiche?

Numerose e autorevoli organizzazioni internazionali hanno definito i livelli raccomandati di assunzione giornaliera, vale a dire il fabbisogno di vitamine, che varia per età, sesso, stile di vita, stati fisiologici particolari come gravidanza, allattamento, accrescimento, vecchiaia.

Tali raccomandazioni si basano su studi scientifici internazionali e si rivolgono alla popolazione sana in generale.
Tra le tante si segnalano:

RDA (Recommended Daily Allowances = dosi giornaliere consigliate): l'RDA di una vitamina è la quota "raccomandata", ossia la quota consigliata su una serie di evidenze scientifiche senza nessuna pretesa di avere una indicazione assoluta. Nati negli USA nel 1943 sono arrivati in Italia nel 1976 con la sigla di LARN e sono aggiornati periodicamente.

UI (Unità Internazionali): poiché molte vitamine esistono in forme e preparazioni diverse, pur condividendo lo stesso effetto biologico, con questa unità di misura è possibile confrontarle.
Per fare degli esempi:

- Vitamina A: 1 UI è l'equivalente biologico di 0,3 µg di retinolo o di 0,6 µg di β-carotene o di 1.2 µg di altri carotenoidi
- Vitamina C: 1 UI corrisponde a 50 µg di acido L-ascorbico
- Vitamina D: 1 UI è l'equivalente biologico di 0,025 µg di colecalciferolo/ergocalciferolo
- Vitamina E: 1 UI è l'equivalente biologico di circa 0,667 mg di *d*-α-tocoferolo (esattamente 2/3 di mg), o di 0,45 mg di *dl*-α-tocoferolo acetato

LARN (Livelli di Assunzione Raccomandata di Nutrienti ed energia): si tratta di indicatori relativi alla popolazione italiana che stabiliscono l'apporto nutritivo giornaliero ottimale per le varie fasce d'età e per le diverse situazioni. I valori indicati nelle tabelle LARN per ciascun nutriente non definiscono la quantità ottimale né il livello di guardia sotto al quale vi è il rischio di malnutrizione ma suggeriscono la quantità di sicurezza per ciascun nutriente.

Sono periodicamente aggiornati ad opera di un comitato di circa cento esperti italiani coordinati da una commissione composta da rappresentanti della SINU (Società Italiana di Nutrizione Umana) e dell'INRAN (Istituto di Ricerca per gli Alimenti e la Nutrizione).

Nel manuale per ogni vitamina sarà riportato il fabbisogno stimato.

In linea generale è presumibile che le persone sane che adottano un'alimentazione variegata e mangiano regolarmente frutta e verdura, introducono una quota adeguata della maggior parte delle vitamine.

Società Italiana di Nutrizione Umana-SINU, 2014

LARN - Livelli di assunzione di riferimento per la popolazione italiana: VITAMINE. Fabbisogno medio (AR): valori su base giornaliera.

LARN PER LE VITAMINE: FABBISOGNO MEDIO (AR)		Vit. C (mg)	Tiamina (mg)	Riboflavina (mg)	Niacina (mg)	Vit. B6 (mg)	Folati (µg)	Vit.B12 (µg)	Vit. A (µg)	Vit. D (µg)
BAMBINI-ADOLESCENTI										
	1-3 anni	25	0.3	0.4	5	0.4	110	0.7	200	10
	4-6 anni	30	0.4	0.5	6	0.5	140	0.9	250	10
	7-10 anni	45	0.6	0.7	9	0.7	210	1.3	350	10
Maschi	11-14 anni	65	0.9	1.1	13	1.0	290	1.8	400	10
	15-17 anni	75	1.0	1.3	14	1.1	320	2.0	500	10
Femmine	11-14 anni	55	0.8	1.0	13	1.0	290	1.8	400	10
	15-17 anni	60	0.9	1.1	14	1.1	320	2.0	400	10
ADULTI										
Maschi	18-29 anni	75	1.0	1.3	14	1.1	320	2.0	600	10
	30-59 anni	75	1.0	1.3	14	1.1	320	2.0	600	10
	60-74 anni	75	1.0	1.3	14	1.4	320	2.0	600	10
	≥75 anni	75	1.0	1.3	14	1.4	320	2.0	600	10
Femmine	18-29 anni	60	0.9	1.1	14	1.1	320	2.0	400	10
	30-59 anni	60	0.9	1.1	14	1.1	320	2.0	400	10
	60-74 anni	60	0.9	1.1	14	1.3	320	2.0	400	10
	≥75 anni	60	0.9	1.1	14	1.3	320	2.0	400	10
GRAVIDANZA		70	1.2	1.4	17	1.6	520	2.2	500	10
ALLATTAMENTO		90	1.2	1.5	17	1.7	450	2.4	800	10

Diverso il discorso quando ci troviamo di fronte a condizioni particolari come nei fumatori, nei soggetti con problemi di salute o malattie croniche, in caso di alimentazione poco varia (il che è la norma!) o ancora condizioni di malassorbimento intestinale... tutte condizioni che possono ragionevolmente richiedere un maggior fabbisogno di vitamine con apporti diversificati.

Inoltre, esistono molte altre condizioni in cui il fabbisogno di vitamine, specie quelle ad attività antiossidante, è maggiore come per esempio quando si vive in ambienti molto inquinati o si è esposti ad una frequente assunzione di farmaci – in particolare antibiotici, antipsicotici, antiepilettici, teofillina - alcool, contraccettivi orali, caffè, sostanze chimiche industriali.

7

E SE MANCANO?

La carenza di vitamine si manifesta, solitamente, con segni e sintomi specifici a seconda del tipo di vitamina, talvolta anche con manifestazioni aspecifiche.

La carenza può realizzarsi per vari meccanismi:
- insufficiente assunzione con gli alimenti
- insufficienza relativa per un aumentato fabbisogno, come avviene ad esempio in gravidanza o allattamento
- alterato assorbimento intestinale (come per esempio nel caso del ferro in corso di celiachia o di vit. B12 in corso di alcune forme di gastrite cronica)
- una combinazione dei suddetti meccanismi.

Solitamente la rimozione della causa, seguita da un bilanciamento dell'alimentazione, risolve facilmente la carenza.
In altri casi potrebbe essere necessario ricorrere a cibi fortificati o a una integrazione specifica.

Raramente si può manifestare anche la condizione contraria, quella di ipervitaminosi, derivante soprattutto da un eccesso di assunzione di integratori.

Sebbene nei Paesi sviluppati le carenze vitaminiche siano rare, alcune di esse sono, in realtà, molto diffuse in varie regioni del mondo.

Ad esempio, la carenza di vitamina A è piuttosto diffusa nel terzo e quarto mondo e il rischio di una sua carenza è frequente tra i rifugiati e gli sfollati.

Anche nelle popolazioni del "benessere" vi è un rischio di carenza non tanto per scarso apporto quanto per la presenza di numerosi fattori capaci di limitare la biodisponibilità delle vitamine.

E' quanto accade per l'eccessivo consumo di alcuni cibi ricchi di fattori "antivitaminici", come la "tiaminasi" che distrugge la vitamina B1.

Altro fattore di rischio per carenza vitaminica nelle popolazioni occidentali è il largo uso di farmaci che possono ostacolarne l'assorbimento intestinale come nel caso di alcuni antidepressivi, farmaci antimalarici, antibiotici, lassativi, contraccettivi orali (particolarmente a rischio le vitamine B2, vit B12, acido folico, vit C), anticonvulsivanti (acido folico, vit D), antinfiammatori (vit C).

Anche l'alcool interferisce con l'assorbimento di alcune vitamine.

8

MEGLIO GLI INTEGRATORI O IL CIBO?

La crescente consapevolezza che alcuni alimenti contengono sostanze capaci di prevenire il cancro e altre malattie croniche, come quelle dismetaboliche e cardiache, ha originato un vero e proprio culto: quello degli integratori.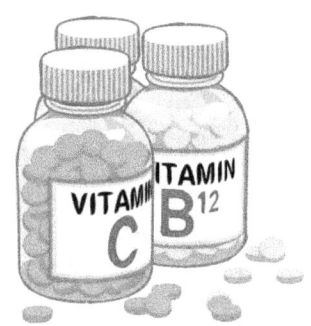

In altri termini molti preferiscono assumere compresse di beta-carotene per abbronzarsi, piuttosto che mangiare la frutta e le verdure che ne sono ricche.
Allo stesso modo è di gran moda assumere compresse di vitamine C piuttosto che mangiare arance.

Si assiste così ad un assurdo paradosso: da una parte il consumo di frutta e verdura è basso mentre il mercato degli integratori vitaminici è in continua espansione.

Questo fenomeno è un eclatante esempio di disinformazione e di cattiva informazione scientifica oltre ad essere rivelatore della potenza persuasiva del marketing.

L'idea di isolare le vitamine per somministrarle sotto forma di pillola non ha mostrato, nei vari studi sperimentali, l'efficacia sperata.
Al contrario, in molti casi, questa modalità di somministrazione si è rivelata persino dannosa!

Due importantissimi studi (uno condotto in Finlandia su trentamila persone, e uno negli USA), in cui furono somministrati, sotto forma di integratori, il beta-carotene, la vit. E e la vitamina A, furono interrotti anticipatamente in quanto il gruppo di persone che assumevano questi integratori avevano un'incidenza di cancro e di infarto addirittura superiore a quelli che assumevano placebo (cioè pillole vuote, senza principio attivo).

Anche altri studi, condotti somministrando pillole di cocktail di vitamine e sali minerali vari, hanno dato risultati spesso deludenti.
Si sono rivelati deludenti anche gli studi che hanno cercato di prevenire i polipi e il cancro dell'intestino somministrando vari tipi di crusca o altre fibre vegetali.

Non solo...

Un'analisi presentata negli Annals of Internal Medicine nel 2005, che ha esaminato 19 studi clinici che hanno coinvolto più di 136.000 persone, ha concluso che l'assunzione di supplementi di vitamina E superiori a 300 mg aumentava la mortalità di circa il 4% per tutte le cause.
Stesso effetto anche per l'assunzione di vitamina A, vitamina C, beta-carotene e selenio, secondo una revisione di 14 studi.

Molti di questi studi clinici sono stati interrotti in anticipo perché troppe persone morivano prematuramente.

Tutte queste osservazioni sono in apparente contrasto con gli studi epidemiologici che, al contrario, hanno dimostrato un chiaro effetto protettivo nei confronti del cancro e delle malattie cardio-vascolari di un'alimentazione ricca di frutta e verdura.

Come interpretare questi dati contrastanti?

In uno studio pubblicato nel 2000 su Nature, un'importantissima rivista scientifica, fu testato l'effetto antiossidante di 100 g di polpa di mele in alcune persone cui venne fatta mangiare.
Per inciso ricordo che 100 g di mela contengono circa 6 mg di vitamina C contro un dosaggio medio di circa 500 mg di un integratore a base della stessa vitamina.

Il risultato fu strabiliante: l'effetto antiossidante ottenuto mangiando circa 100 g di mela era equivalente all'assunzione di 1.500 mg di vitamina C.
Questo significa che la potenza di 6 mg di vitamina C, contenuti in 100 g di mela, si moltiplica per 250.

Come spiegare tutto ciò?

Quando mangiamo frutta, verdura e cibi integrali, ingeriamo, oltre alle vitamine, tutta una serie di molecole, come i fitonutrienti e sostanze fitochimiche, che oltre ad avere una propria azione terapeutica, giocano un ruolo decisivo nel corretto utilizzo delle vitamine e nelle reazioni chimiche del nostro organismo.
Per tornare all'esempio della mela, nella sua polpa oltre alla vitamina C c'è una miriade di sostanze (fitonutrienti e sostanze fitochimiche) che supportano l'attività antiossidante della vitamina C.

L'idea di isolare singole sostanze e somministrarle come integratori per ottenere un effetto terapeutico è in realtà sbagliata per molti motivi.

Uno dei tanti è che una determinata proprietà attribuita ad una sostanza chimica presente in un alimento è in realtà da ascrivere all'azione sinergica tra più componenti presenti nell'alimento stesso, presenza che è, allo stato attuale delle conoscenze, praticamente impossibile riprodurre in una compressa.

Nel caso del cancro, per esempio, le vitamine giocano un ruolo molto marginale nella sua prevenzione rispetto alle numerose sostanze fitochimiche presenti negli alimenti vegetali.

Questi composti "fitochimici", veramente innumerevoli e classificati in polifenoli, terpeni, composti solforati e saponine, si sono sviluppati nel corso dell'evoluzione, con lo scopo di difendere le piante dall'attacco dei parassiti e il loro effetto si ha solo se tutte insieme sono presenti.

In altri termini, isolare e somministrare una singola molecola dal suo contesto di "fitocomplesso" è come pretendere di ottenere un concerto sinfonico facendo suonare solo il clarinetto isolandolo dall'orchestra!

Non bisogna prendere integratori quindi?

La risposta è articolata.

In linea generale non occorre prendere integratori ma ci sono alcune condizioni in cui potrebbe essere necessario (per esempio la vitamina D per chi vive nei climi del nord, la vit B12 per i vegani.)

E se si prendono comunque gli integratori che male c'è?

Il problema è che le pillole di vitamine non sono inerti.
Esse possono, infatti, essere dannose.
Le persone prendono pillole di vitamine sperando di ottenere gli stessi benefici che avrebbero mangiando cibi ricchi di nutrienti, ma molte volte le vitamine sintetiche hanno l'effetto opposto.

Allo stato attuale delle conoscenze la conclusione è una sola:

OGGI NON SIAMO IN GRADO DI CATTURARE IN UNA PILLOLA TUTTA LA COMPLESSITÀ DELLA NATURA E SOPRATTUTTO SE UNA COSA FA BENE A PICCOLE DOSI NON È DETTO CHE FACCIA MEGLIO A DOSI PIÙ ALTE.

Contrariamente alle sostanze tossiche, infatti, in cui più la quantità del tossico è elevata più il danno è grave, la stessa cosa non è detto che avvenga con le sostanze che fanno bene.

In sintesi, non ci sono scorciatoie.
Gli integratori non possono rappresentare la pillola magica - "mangio quello che voglio, tanto poi prendo gli integratori..." - rispetto a un'alimentazione sana, consapevole e basata prevalentemente su alimenti vegetali.

9

COSA SUCCEDE ALLE VITAMINE CON IL TRATTAMENTO DEL CIBO?

Generalmente si ritiene che una dieta ben bilanciata e ricca di frutta, verdure e cereali sia sufficiente a garantire un adeguato apporto di vitamine.

In realtà, ai nostri giorni, anche con un'alimentazione corretta c'è il rischio reale di un'inadeguata assunzione.
Questo accade perché, quando si ragiona in termini di contenuto vitaminico di un alimento, non si deve dimenticare che esiste una enorme variabilità delle proprietà dei cibi in funzione di numerose condizioni.
In altri termini il contenuto vitaminico, nell'ambito dello stesso alimento, può variare notevolmente secondo il tipo di:
- preparazione
- conservazione
- cottura
- modalità di preparazione domestica.

Infatti, un grosso limite delle vitamine è la loro estrema labilità essendo molto sensibili all'azione degli agenti esterni come la luce, il calore, ma anche la cottura e la conservazione dei cibi.

Lo **stoccaggio**, ad esempio, può ridurre sensibilmente il contenuto vitaminico della frutta e della verdura (pochi giorni possono essere sufficienti a far perdere tutta la vitamina C presente.)
Il **congelamento** rispetta meglio il contenuto in nutrienti degli alimenti rispetto all'**inscatolamento**, mentre il **surgelamento** sembra essere ancora migliore come tecnica di conservazione dei cibi.

In linea generale si può affermare che quanto più lungo è un il trattamento di un alimento tanto maggiore è la perdita vitaminica.

Sicuramente il trattamento domestico degli alimenti, ed in particolare la loro **cottura**, è la causa più frequente ed importante di perdita di nutrienti.
Ad esempio è stato dimostrato che nel minestrone di verdure si ha una perdita pressoché completa di vitamine C e B12, mentre per la vitamina B6 si ha una perdita di circa il 57%, per le vitamine B1, B2, PP e B9 la perdita è compresa tra il 43 e il 17%.

Analogamente è stato rilevato che nella macedonia di frutta si ha un decremento delle vitamine idrosolubili graduale nel tempo: dopo 4 ore si assiste ad una sensibile riduzione di vitamina B2 ed una cospicua perdita di vitamina C e PP.

Altro esempio è quello della vitamina B2 contenuta nel latte, se il latte viene esposto al sole per due ore, oppure viene conservato in bottiglie dal vetro trasparente, si perde circa il 90% della B2 presente.

Parlando delle verdure, invece, è bene sapere che, in generale, le foglie più esterne sono anche le più ricche in vitamine; eppure sono quelle che vengono più spesso scartate, come ad esempio nella lattuga, perché ritenute dure o troppo verdi!

Tutte queste condizioni, e molte altre, possono rendere ragione del motivo per cui l'organismo è potenzialmente soggetto a carenza, anche con un'alimentazione variegata e sana.

Considerate le numerose insidie, e la facilità con cui è possibile fare errori nella preparazione del cibo, per ridurre al minimo la perdita di nutrienti, è bene seguire i seguenti consigli:

- gli alimenti surgelati sono preferibili a quelli in scatola
- cucinare i cibi senza scongelarli
- la cottura in recipienti di rame distrugge la vitamina C, la vitamina B9 e la vitamina E. Le pentole in acciaio inox, in vetro pirex e in smalto rappresentano i contenitori migliori per la conservazione dei nutrienti durante la cottura
- occorre ridurre al minimo i tempi di cottura
- introdurre i cibi in acqua già bollente, così si forma una barriera che impedisce alle vitamine di fuoriuscire
- la verdura perde in poco tempo la vitamina C a temperatura ambiente, per cui è bene consumarla subito dopo l'acquisto e comunque conservarla solo per pochi giorni ad una temperatura di 4 °C
- la pulizia delle verdure e degli ortaggi va effettuata sottoponendoli al lavaggio con acqua nel minor tempo possibile
- sminuzzare in piccoli pezzi gli ortaggi può contribuire a far perdere la vitamina A e C
- la cottura in acqua induce sempre una grossa perdita di nutrienti, per cui è consigliabile cucinare con pochissima acqua
- particolarmente indicata è la cottura a vapore in cui la quota di vitamine perduta è relativa solo al calore e non alla dispersione in acqua

- minor perdita vitaminica si realizza anche con la cottura a microonde
- la cottura al forno o alla griglia induce una perdita di vitamina legata alle alte temperature raggiunte
- la frittura danneggia notevolmente la parte esterna degli alimenti con perdita completa dei nutrienti

10

LE VITAMINE NELL'ALIMENTAZIONE VEGANA

In linea generale un'alimentazione vegana ben condotta è in grado di assicurare un apporto vitaminico assolutamente adeguato.
Fa eccezione la vitamina B12, che deve essere assolutamente integrata; un'attenzione particolare va riservata alla vit. D.

In dettaglio:

Vit. B1: i vegani assumono tiamina in abbondanza.

Vit. B2: l'apporto nell'alimentazione vegana è generalmente adeguato e simile a quella degli onnivori.

Vit. B3: assunzione adeguata con l'alimentazione vegana.

Vit. B5: essendo presente in tutti i cibi vegetali, la quantità assunta dai vegani è più che adeguata.

Vit. B6: poiché il fabbisogno di questa vitamina è correlato all'assunzione di proteine, per il vegano il suo fabbisogno è generalmente più basso rispetto alla popolazione generale. Negli studi effettuati, la sua assunzione da parte dei vegani è adeguata.

Vit. B9: l'apporto di acido folico da parte dei vegani è generalmente superiore del 20-50% rispetto agli onnivori.

Vit. B8: non sembrano esserci preoccupazione per i vegani, uno studio ha dimostrato un'assunzione nei vegani superiore a quella degli onnivori.

Vit C: nessun problema di apporto per i vegani che assumono in media un quantitativo di vitamina C del 50% in più rispetto alla popolazione generale.

Vit K: nessun problema di assunzione per i vegani che ne assumono in abbondanza.

Vit F: una regolare assunzione di frutta a guscio e semi di lino garantisce un apporto adeguato per i vegani.

Vit E: nessun problema per i vegani essendo largamente rappresentata nei frutti a guscio, semi, cereali integrali ecc.

Vit A: come beta carotene è ben rappresentata negli alimenti vegetali di colore arancione, rosso, giallo. Nessun problema per i vegani.

Vit. D: poiché la principale fonte di vitamina D è l'esposizione al sole, i vegani che vivono nelle regioni settentrionali, e che hanno una esposizione al sole più limitata, dovrebbero acquistare cibi fortificati con vitamina D o assumere integratori.

Vit B12: purtroppo ci sono ancora vegani che non hanno compreso la necessità di assumere la vitamina B12 in quanto l'alimentazione vegana non può garantirne un apporto adeguato. L'assunzione può essere effettuata con cibi fortificati (cioè arricchiti con questa vitamina) o mediante l'assunzione di integratori.

Maggiori dettagli nelle singole trattazioni.

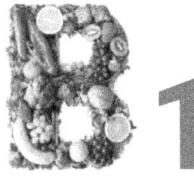

11

VITAMINA B1
(TIAMINA)

CHE COS'E'
E' una vitamina idrosolubile del gruppo B isolata nel 1926 che, come tutte le vitamine idrosolubili, deve essere assunta in modo regolare con l'alimentazione in quanto non può essere accumulata nell'organismo.
E' detta anche "vitamina del morale" poiché, essendo coinvolta nella sintesi del neurotrasmettitore acetilcolina, è importante per il corretto funzionamento del sistema nervoso e per lo stato mentale.

CHE COSA FA E A COSA SERVE
- interviene nel metabolismo dei carboidrati contribuendo alla trasformazione del cibo in energia;
- interviene nella sintesi del neurotrasmettitore acetilcolina;
- favorisce l'appetito e la digestione;

- è necessaria per il benessere mentale.

DOVE SI TROVA
In piccole concentrazioni si ritrova ovunque ma le fonti principali sono:
- cereali integrali
- lievito
- mandorle
- nocciole
- noci
- legumi
- riso integrale
- ortaggi di colore verde
- carne
- tuorlo d'uovo

COSA SUCCEDE SE MANCA
- disturbi a carico del sistema nervoso e dell'apparato cardiocircolatorio;
- in associazione ad un abuso di alcool si può avere depressione, psicosi, coma;
- perdita della memoria, difficoltà della concentrazione, riflessi rallentati, formicolii;
- inappetenza, nausea, vomito;
- **Beri-Beri**: frequente nelle popolazioni del sud-est Asiatico per il largo consumo di riso brillato. Si manifesta con disturbi neurologici e insufficienza cardiaca;
- sindrome di **Wernicke-Korsakoff**: caratterizzata da grave confusione mentale, perdita di memoria, psicosi, coma. Si può realizzare nell'alcolismo (dove si ha una carenza di vit. B1 per ridotto assorbimento), nell'anoressia e nella bulimia (il digiuno e il vomito ripetuto limitano l'assorbimento della vitamina).

CONDIZIONI A RISCHIO DI CARENZA O AUMENTATO FABBISOGNO

- gravidanza e allattamento;
- episodi ricorrenti di vomito, diarrea;
- assunzione di antibiotici;
- herpes zoster;
- ipertiroidismo;
- malattie epatiche;
- diabete;
- alimentazione particolarmente ricca di carboidrati;
- attività sportiva/fisica intensa;
- esposizione alla luce e al calore;
- cottura prolungata degli alimenti;
- interventi chirurgici, febbre, malattie croniche, stress.

DOSE CONSIGLIATA

L'RDA è di 1,1 mg per le donne e 1,2 mg per gli uomini.
Il fabbisogno individuale è condizionato dal peso corporeo e dalla quantità sintetizzata nel tratto intestinale ad opera della flora batterica.
In pratica, l'assunzione consigliata è di circa 0,5 milligrammi di tiamina per 1000 calorie giornaliere. Una assunzione di 1,4 mg al giorno è raccomandata durante la gravidanza, l'allattamento e in tutti i casi di aumentato fabbisogno come in corso di diarrea, stress, febbre, interventi chirurgici.

E' BENE SAPERE CHE

- la brillatura del riso è alla base della carenza di tiamina nelle popolazioni del sud-est asiatico causando una malattia conosciuta con il nome di beri-beri;
- la sua somministrazione può risultare vantaggiosa nella tosse del fumatore.

Per godere degli effetti di questa vitamina non è sufficiente introdurla con l'alimentazione ma è anche necessario prendere in considerazione dell'esistenza di fattori che ne possono antagonizzare l'effetto:

- il the e caffè contengono polifenoli che contrastano la vitamina e ne aumentano l'eliminazione urinaria;
- il pesce crudo (molluschi, vongole e ostriche) contengono un enzima che distrugge la vitamina B1;
- il calcio e il magnesio possono ostacolarne l'assorbimento intestinale;
- l'alcool: ne riduce l'assorbimento;
- il fumo di tabacco: ne riduce l'assorbimento e distrugge quella già presente nell'organismo;
- i diuretici: ne aumentano l'eliminazione;
- gli estrogeni (pillola contraccettiva) ne alterano il metabolismo.

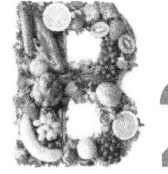

12

VITAMINA B2
(RIBOFLAVINA)

CHE COS'E'
E' una vitamina idrosolubile del gruppo B che, come tutte le vitamine idrosolubili, deve essere assunta in modo regolare con l'alimentazione poiché non può essere accumulata nell'organismo.
E' detta anche riboflavina in quanto si presenta come un pigmento giallo-verde (flavus, dal greco, significa giallo) che colora in modo caratteristico le urine.

CHE COSA FA E A COSA SERVE
- interviene nei processi di trasformazione del cibo in energia;
- è necessaria per la corretta struttura e benessere della pelle, delle unghie, dei capelli e del sistema nervoso;

- si rivela fondamentale per la vista svolgendo un ruolo determinante nella prevenzione e nel trattamento della cataratta;
- facilita l'assorbimento del ferro e l'attività della vitamina B6;
- interviene nella produzione dei globuli rossi, nel corretto funzionamento del sistema immunitario (sintesi degli anticorpi), nell'accrescimento;
- accelera la guarigione delle ferite intervenendo nella riparazione cellulare e nello sviluppo dei tessuti.

DOVE SI TROVA

La fonte principale è il latte, fonti minori sono rappresentate da:

- germe di grano
- lievito di birra
- mandorle
- vegetali a foglie verdi
- pesce
- uova
- pollo

COSA SUCCEDE SE MANCA

- disturbi della vista e fotofobia;
- lesioni angolari della pelle (in particolare agli angoli della bocca);
- eczema seborroico;
- infiammazione della lingua;
- anemia da carenza di ferro;
- inappetenza, debolezza muscolare;
- arresto di crescita nei bambini;
- una carenza di vitamina B2 in corso di gravidanza può provocare malformazioni multiple dello scheletro del nascituro.

CONDIZIONI A RISCHIO DI CARENZA O AUMENTATO FABBISOGNO

- assunzione di contraccettivi orali;
- assunzione di antibiotici e farmaci neurolettici;
- una cattiva funzionalità della tiroide può condizionare uno scarso assorbimento intestinale di questa vitamina;
- bisogna fare attenzione al consumo di alcolici, di eccessive quantità di zuccheri, al caffè e al tabacco, perché possono ridurne l'assorbimento.

DOSE CONSIGLIATA
L'RDA è di 1,1 mg per le donne e 1,3 mg per gli uomini

E' BENE SAPERE CHE

- è estremamente sensibile alla luce, tanto che dopo un'ora di esposizione si degrada (comprare il latte in contenitori opachi e non trasparenti alla luce);
- un eccesso di vitamina B2 può colorare le urine di un colore giallo brillante. E' un effetto comune in chi assume integratori contenenti questa vitamina;
- a causa del suo intenso colore giallo e dell'assenza di tossicità la riboflavina è utilizzata come colorante per gli alimenti;
- in caso di carenza di vitamina B2 si assiste ad un deficit di assorbimento intestinale di ferro con conseguente rischio di anemia da carenza di ferro.

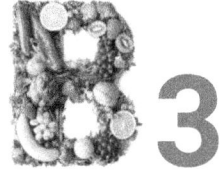

13

VITAMINA B3
(PP O NIACINA)

CHE COS'E'
E' una vitamina idrosolubile del gruppo B che, come tutte le vitamine idrosolubili, deve essere assunta in modo regolare con l'alimentazione in quanto non può essere accumulata nell'organismo.
La sigla PP sta per "Protettivo della Pellagra", una malattia caratterizzata da diarrea, alterazioni cutanee e disturbi mentali anche gravi come la depressione e la demenza.

CHE COSA FA E A COSA SERVE
- interviene nei processi metabolici che presiedono alla respirazione cellulare;
- è fondamentale per il corretto funzionamento del sistema nervoso;
- protegge la pelle;

- interviene nei processi di utilizzazione dell'energia;
- favorisce la circolazione sanguigna;
- è fondamentale per la produzione degli ormoni sessuali, del cortisolo, dell'insulina e degli ormoni tiroidei;
- riduce i livelli di colesterolo LDL (colesterolo cattivo);
- è utilissima nel processo di digestione degli alimenti.

DOVE SI TROVA
- cereali
- verdure
- prugne e fichi
- pesce
- carne
- fegato

COSA SUCCEDE SE MANCA
- turbe comportamentali (depressione e demenza);
- debolezza muscolare e facile affaticabilità;
- infiammazione della lingua;
- eruzioni cutanee;
- **pellagra**, malattia molto comune in passato e spesso mortale, caratterizzata da depressione, dermatite e demenza.

DOSE CONSIGLIATA
L'RDA è di 14 mg per le donne, 16 mg per gli uomini e 9-16 mg per i bambini.
In particolare, sono raccomandati 6.6 milligrammi di niacina ogni 1000 calorie assunte.
La gravidanza, l'allattamento, le malattie, i traumi, il periodo della crescita e l'attività fisica, aumentano il fabbisogno di niacina.

CONDIZIONI A RISCHIO DI CARENZA O AUMENTATO FABBISOGNO
- persone anziane;
- soggetti che svolgono attività lavorative particolarmente faticose;
- atleti professionisti;
- alcolisti e tossicodipendenti;
- chi ha subito ustioni estese su una vasta superficie corporea.

E' BENE SAPERE CHE
- il fabbisogno di vitamina B3 aumenta in caso di carenza delle vitamine B1, B2 e B6;
- i fumatori possono trarre beneficio dalla niacina in quanto agisce da vasodilatatore e rimuove i lipidi dalle pareti delle arterie, azioni opposte a quelle della nicotina;
- per le sue capacità calmanti può, in alcuni casi, sostituire la somministrazione di tranquillanti;
- La nicotinammide, poiché è un vasodilatatore, è usata per i geloni;
- L'acido nicotinico abbassa il colesterolo.

14

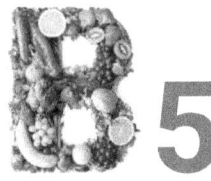

VITAMINA B5
(ACIDO PANTOTENICO O
VITAMINA W)

CHE COS'E'
E' una vitamina idrosolubile del gruppo B che, come tutte le vitamine idrosolubili, deve essere assunta in modo regolare con l'alimentazione in quanto non può essere accumulata nell'organismo.
E' un composto molto diffuso negli organismi viventi, da cui il nome "pantotenico" che in greco significa "ovunque".
La sua carenza nell'uomo è rarissima.

CHE COSA FA E A COSA SERVE
- svolge un ruolo fondamentale nel metabolismo dei grassi, delle proteine e dei carboidrati ed è coinvolta nella sintesi del colesterolo e degli ormoni;
- stimola le ghiandole surrenaliche a produrre il cortisone; per tale attività è anche definita vitamina antistress;

- è importante per la produzione degli anticorpi.

A COSA SERVE
- favorisce l'utilizzazione energetica degli alimenti;
- mantiene sani la pelle e i capelli;
- favorisce una crescita e uno sviluppo regolari;
- riduce l'affaticamento e lo stress.

DOVE SI TROVA
E' ubiquitaria, le fonti alimentari più ricche sono:
- i prodotti integrali
- il germe di grano
- la soia
- la frutta secca
- la carne

COSA SUCCEDE SE MANCA
- affaticamento, insonnia, nervosismo (segni di insufficienza surrenalica);
- disturbi circolatori;
- disturbi comportamentali;
- disturbi intestinali (come l'ulcera duodenale);
- perdita dei capelli (alopecia);
- alterata produzione degli anticorpi.

DOSE CONSIGLIATA
La dose ufficialmente proposta, per prevenire una carenza, è di 6 mg ma se ne consiglia una assunzione giornaliera tra i 10 e i 15 mg.
I dosaggi terapeutici oscillano tra i 50 e i 200 mg al giorno.
Una quantità superiore può essere utile dopo ferite, malattie gravi o assunzione di antibiotici.

CONDIZIONI A RISCHIO DI CARENZA O AUMENTATO FABBISOGNO

La carenza di vitamina B5 è una condizione difficile a verificarsi, si osserva solo in persone in condizione di denutrizione grave o che abusano di alcol o che fanno uso di sostanze stupefacenti, condizioni che ostacolano l'assorbimento di questa vitamina.

E' BENE SAPERE CHE

- poiché la vitamina B5 aiuta a prevenire l'invecchiamento della pelle e contrasta la formazione delle rughe è utilizzata in molti prodotti cosmetici;
- è più attiva in associazione alle altre vitamine del complesso B e all'acido folico;
- risulta molto utile in caso di atonia intestinale specialmente se conseguente a cambiamenti di clima, di altitudine, in corso di gravidanza o nel periodo post-operatorio;
- in caso di alopecia la sua somministrazione, in associazione alla biotina, comporta un rafforzamento dei capelli nell'arco di 2-6 mesi;
- per via topica, il pantenolo è utilizzato per accelerare il processo di guarigione delle ferite, delle ulcere e delle flogosi. Si è rivelato utile anche nelle escoriazioni, nelle ustioni, negli eritemi solari e da pannolino, nelle ulcere da decubito, nelle ragadi, nelle ulcere varicose, nelle stomatiti;
- è molto sensibile al caldo;
- un'alimentazione ricca di zuccheri e farine raffinate, tipica dei fast food, è a basso contenuto di vitamina B5 e ciò potrebbe essere corresponsabile dell'insorgenza dell'acne nei giovani con questo tipo di alimentazione.

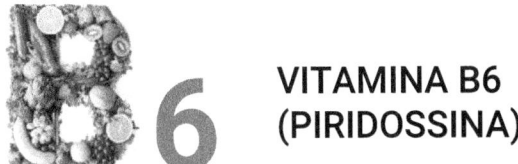

15

VITAMINA B6 (PIRIDOSSINA)

CHE COS'E'

E' una vitamina idrosolubile del gruppo B che, come tutte le vitamine idrosolubili, deve essere assunta in modo regolare con l'alimentazione in quanto non può essere accumulata nell'organismo.

In realtà con il termine di vitamina B6 si indicano tre composti dotati di simile attività vitaminica: la piridossina, il piridossale e la piridossamina.

E' stata anche denominata "la vitamina della donna" in quanto può rivelarsi utile nell'alleviare i disturbi correlati al ciclo mestruale (dismenorrea).

CHE COSA FA E A COSA SERVE

- è necessaria per il corretto funzionamento di oltre 60 enzimi ed è essenziale per la sintesi del DNA e dell'RNA;

- intervenendo nel metabolismo dei composti azotati, si rivela essenziale per un efficiente utilizzo delle proteine da parte dell'organismo;
- è coinvolta nei circuiti metabolici che regolano il rilascio del glicogeno da parte del fegato e dei muscoli;
- interviene nella formazione dei neurotrasmettitori;
- favorisce la trasformazione e l'utilizzazione dei grassi, dei carboidrati e delle proteine;
- esercita una naturale attività antidepressiva;
- ha attività anti-invecchiamento;
- stimola la produzione degli anticorpi;
- controlla la nausea e il vomito in corso di gravidanza;
- partecipa alla sintesi dei globuli rossi e dell'emoglobina;
- è utile nei pazienti affetti da aterosclerosi ed attacchi cardiaci;
- svolge attività antiallergica ed antistaminica risultando pertanto utile in caso di asma e di allergie particolarmente se associata ad altre vitamine, al selenio e a minerali antiossidanti.

DOVE SI TROVA
Le fonti migliori sono rappresentate da:
- prodotti integrali
- lievito di birra
- vegetali di colore verde
- albume
- latte
- carne
- fegato

COSA SUCCEDE SE MANCA
- disturbi comportamentali (in particolare depressione);
- perdita dell'appetito;
- perdita del senso del tatto;

- infezioni della bocca;
- dermatiti;
- crampi muscolari;

DOSE CONSIGLIATA

Il fabbisogno di vitamina B6 è strettamente correlato al metabolismo delle proteine, infatti, quanto più alta è la quantità di proteine consumate, maggiore sarà il fabbisogno di vitamina B6.

L'apporto consigliato è di:

1,3 mg sia per le donne che per gli uomini fino a 50 anni

1,5 mg per le donne oltre i 50 anni

1,7 mg per gli uomini oltre 50 anni

Il fabbisogno per i neonati sino ad un anno è di 0.3-0.6 mg, per i bambini più grandi e gli adolescenti è di 1-2 mg al giorno. Durante la gravidanza e l'allattamento il fabbisogno viene stimato intorno a 2.5 mg al giorno.

CONDIZIONI A RISCHIO DI CARENZA O AUMENTATO FABBISOGNO

Il fabbisogno di piridossina è superiore nelle donne che assumono la pillola anticoncezionale, infatti, nel 10-20% di queste, indicatori biochimici mostrano una carenza di piridossina.

Un altro gruppo a rischio è costituito dai soggetti con una alimentazione iperproteica, compresi gli atleti.

Il fabbisogno è inoltre maggiore per i pazienti affetti da allergia al glutine.

E' BENE SAPERE CHE

- il fumo, l'alcool e la pillola anticoncezionale possono provocare una carenza di vitamina B6;
- la luce, l'inscatolamento e la surgelazione distruggono circa il 20% della vitamina contenuta in un alimento; con

la frittura dei cibi e il raffinamento dei cereali questa percentuale può arrivare al 90% ;

- i disturbi premestruali (come la ritenzione idrica, l'aumento di peso, l'irritabilità, la cefalea) possono essere attenuati dalla somministrazione di 300 mg di vitamina B6 specialmente se in associazione al magnesio;
- è stato osservato che il morbo di Parkinson può rispondere positivamente al trattamento con B6;
- la somministrazione di vitamina B6 talvolta può migliorare il dolore e la rigidità in caso di artrite alle mani;
- alcune osservazioni hanno dimostrato che la somministrazione per sei settimane di questa vitamina può migliorare i sintomi della sindrome del tunnel carpale, in particolare la dose consigliata varia dai 50 ai 100 mg al giorno in associazione alla somministrazione di vitamina B12, vitamina E e vitamina C;
- una dose di 10 mg al giorno migliora l'acne;
- le neuropatie causate dal diabete possono essere prevenute e migliorate con 300 mg al giorno. Per la cura delle neuriti causate dai farmaci sono state somministrate dosi orali giornaliere dai 100 a 300 mg, in assenza di effetti collaterali;
- l'assunzione di 25 mg al giorno di B6 aiuta a migliorare un'adeguata umidità degli occhi e della bocca nelle persone che sono affetti da secchezza.

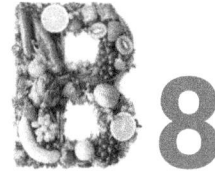

16

VITAMINA B8
(BIOTINA O VITAMINA H)

CHE COS'E'
E' una vitamina idrosolubile del gruppo B che, come tutte le vitamine idrosolubili, deve essere assunta in modo regolare con l'alimentazione in quanto non può essere accumulata nell'organismo.
La parola biotina deriva dal termine "bios" ad indicare un fattore che aiuta il lievito a lievitare.
La sua carenza è molto rara.

A COSA SERVE E CHE COSA FA
È un cofattore di numerosi enzimi coinvolti nel metabolismo dei grassi, delle proteine, dei carboidrati e come tale:
- è fondamentale per l'integrità della pelle e dei capelli;
- favorisce l'attività e la crescita cellulare;

- favorisce il metabolismo degli aminoacidi e dei carboidrati;
- influenza l'attività dell'acido folico, dell'acido pantotenico e della vitamina B12.

DOVE SI TROVA
Le fonti migliori sono:
- la carne
- il fegato
- il latte
- il tuorlo d'uovo
- le arachidi
- il lievito di birra
- funghi
- i pomodori

COSA SUCCEDE SE MANCA
- esantema e desquamazione cutanea;
- infiammazione della mucosa orale (stomatite);
- eczema seborroico;
- disturbi del sistema nervoso (depressione);
- perdita dei capelli;
- immunodepressione;
- affaticamento generale.

DOSE CONSIGLIATA
Assunzione Adeguata: 30 microgrammi.
La dose giornaliera consigliata varia da 150 a 300 µg.

CONDIZIONI A RISCHIO DI CARENZA O AUMENTATO FABBISOGNO

Nei soggetti che praticano sport professionistico – che richiede grande dispendio di energie e un'accelerata sintesi proteica – il fabbisogno può anche raddoppiare.

Prolungate terapie antibiotiche possono interromperne la produzione intestinale da parte della flora batterica con sviluppo di carenza.

Quantità aggiuntive sono necessarie durante la gravidanza e l'allattamento.

E' BENE SAPERE CHE
- la biotina non subisce alterazioni in seguito alle alte temperature ma è sensibile agli alcali e agli acidi;
- è indicata per il trattamento delle dermatiti seborroiche, soprattutto nei bambini appena nati, di alopecia e di acne grazie alla sua capacità di preservare l'integrità della pelle e dei capelli;
- una dieta ricca di uova crude può comportare una carenza di biotina in quanto nell'albume è contenuta "l'avidina" che legandosi alla biotina ne blocca l'assorbimento intestinale; l'avidina è inattivata dalla cottura;
- si è rivelata particolarmente utile nella crosta lattea e nell'arrossamento da pannolini nei bambini;
- in caso di alopecia la sua somministrazione, in associazione alla vitamina B5, comporta un rafforzamento dei capelli nell'arco di 2-6 mesi;
- I crampi notturni, da carenza nutrizionale, possono rispondere positivamente alla somministrazione di magnesio, ferro e di alcune vitamine, tra le quali in primo piano c'è proprio la biotina.

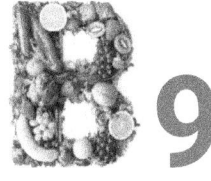

17

VITAMINA B9
(ACIDO FOLICO)

CHE COS'E'
E' una vitamina idrosolubile del gruppo B che, come tutte le vitamine idrosolubili, deve essere assunta in modo regolare con l'alimentazione in quanto non può essere accumulata nell'organismo.
Il suo nome deriva da "folium" che significa foglia, in quanto fu inizialmente scoperta nei vegetali a foglia verde.

A COSA SERVE E CHE COSA FA
- l'acido folico è stato riconosciuto come essenziale nella prevenzione delle malformazioni neonatali, particolarmente di quelle a carico del tubo neurale, che si possono originare nelle prime fasi dello sviluppo embrionale;
- è necessaria per uno sviluppo e crescita regolare;

- regola la formazione dei globuli rossi;
- è essenziale per lo sviluppo di tutte le cellule;
- la vitamina B9 è essenziale per la sintesi del DNA, delle proteine e per la formazione dell'emoglobina, ed è particolarmente importante per i tessuti che vanno incontro a processi di proliferazione e differenziazione, come, appunto, i tessuti embrionali;
- aiuta a prevenire l'accumulo di omocisteina i cui elevati livelli nel sangue si associano ad un aumentato rischio di malattie cardiovascolari e infarti;
- sembra giocare un ruolo, non ancora ben chiarito, nella prevenzione di altri difetti e malformazioni congenite, come la labiopalatoschisi e alcuni difetti cardiaci congeniti.

DOVE SI TROVA
- ortaggi e verdura a foglia verde (spinaci, broccoli, asparagi, lattuga)
- frutta come limoni, kiwi e fragole, arance
- lievito di birra
- legumi
- cereali

COSA SUCCEDE SE MANCA
- anemia (megaloblastica) con debolezza e mancanza di energia;
- infiammazione della lingua (glossite);
- disturbi della memoria e della concentrazione;
- una carenza di acido folico durante la gravidanza può causare anemia, malformazioni a carico del nascituro fino all'anencefalia (mancato sviluppo del cervello) e spina bifida (alterato sviluppo della colonna vertebrale), labbro leporino.

DOSE CONSIGLIATA
RDA: 400 microgrammi sia per gli uomini che per le donne.
La dose per i bambini è di 10 mg per kg di peso corporeo mentre per gli adulti è di 400 mg.
Durante la gravidanza è consigliabile una quantità doppia, cioè 800 mg al giorno e durante l'allattamento 500 mg.
Il fabbisogno è raddoppiato durante la gravidanza (soprattutto terzo mese) perché il feto ha bisogno di folati per la formazione di nuove cellule.

CONDIZIONI A RISCHIO DI CARENZA O AUMENTATO FABBISOGNO
Si segnalano le seguenti categorie e condizioni:
- gravidanza
- allattamento
- anziani
- alcolisti
- fumatori
- antibioticoterapie prolungate
- anticoncezionali
- terapie con antiepilettici
- diabete mellito insulino-dipendente
- celiachia.

E' BENE SAPERE CHE
- la carenza di folati è comune nei paesi del terzo mondo, mentre nei paesi occidentali la sua deficienza è frequente negli anziani e negli alcolisti;
- il tubo neurale si chiude entro 30 giorni dal concepimento (tra il 17esimo e il 29esimo giorno tipicamente), quando la donna spesso non sa ancora di essere incinta.
  Data l'importanza dell'acido folico in questa fase, tutte le donne che programmano una gravidanza o che semplicemente sono in fase riproduttiva e non applicano

misure anticoncezionali dovrebbero assumere acido folico giornalmente, sia tramite la dieta sia con integratori.

L'assunzione di acido folico può prevenire dal 50 al 70 per cento di alcuni tipi di malformazioni;

- spesso una carenza di acido folico si accompagna a quella di vitamina B12;
- si è mostrato utile nell'alleviare i sintomi nelle persone depresse;
- rallenta gli effetti dell'invecchiamento;
- il processo di cottura distrugge la grande maggioranza di folato presente nei cibi;
- adeguate quantità di ferro e vitamina C facilitano l'assorbimento dei folati.

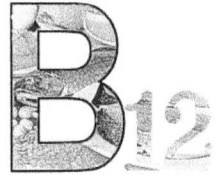

18

VITAMINA B12 (COBALAMINA)

CHE COS'E'
È l'unica vitamina idrosolubile che si accumula nell'organismo e in particolare nel fegato per cui non ne occorre un'assunzione giornaliera.

E' stata l'ultima vitamina identificata (nel 1949).

E' chiamata cobalamina perché nella sua struttura è contenuto un atomo di cobalto.

Esistono quattro tipi di cobalamine, che si differenziano fra loro per il gruppo chimico cui sono legate:

- cianocobalamina: legame con gruppo cianidrico (-CN);
- idrossicobalamina: legame con gruppo ossidrilico (-OH);
- 5'-deossiadenosilcobalamina: legame con gruppo 5-deossiadenosile;
- metilcobalamina: legame con gruppo metile (-CH3).

L'adenosilcobalamina e la metilcobalamina sono le forme metabolicamente attive mentre la cianocobalamina e la idrossicobalamina sono loro precursori utilizzati dalle industrie farmaceutiche come integratori in quanto più stabili chimicamente.

CHE COSA FA E A COSA SERVE

- è necessaria per la formazione del materiale genetico (DNA e RNA);
- è coinvolta nella duplicazione (mitosi) di tutte le cellule, soprattutto quelle del midollo osseo in cui vengono prodotti i globuli rossi che presiedendo alla sintesi dell'emoglobina;
- è indispensabile per il metabolismo delle proteine, dei carboidrati, dei grassi e per la produzione di energia, agendo da coenzima durante la sintesi dell'ATP (Adenosina Trifosfato), molecola che fornisce energia immediatamente disponibile;
- interviene nella conversione dell'omocisteina in metionina contribuendo in tal modo a ridurre i valori ematici dell'omocisteina che si associa a malattie cardio e cerebro-vascolari. Favorisce la produzione della guaina mielinica che protegge le fibre del midollo spinale;
- migliora l'appetito.

DOVE SI TROVA

Relativamente a questa vitamina c'è molta confusione sulla sua origine.

La vitamina B12 non è prodotta né dagli animali né dai vegetali: è sintetizzata solo da alcune specie di batteri delle famiglie "streptomyces" che vivono nell'acqua o nel terreno.

Le carni degli animali contengono vit. B 12 in quanto i ruminanti come le mucche, le capre o le pecore brucando introducono con l'erba anche terriccio contenenti i batteri produttori di vit. B12. Una volta ingeriti, i batteri vengono ospitati nel rumine (uno degli stomaci dei ruminanti) da dove continuano a produrre la vitamina.

Questa in parte è utilizzata dall'animale, una parte viene immagazzinata nelle carni come scorta.

Gli altri animali, non ruminanti, e anche l'uomo, mangiando i ruminanti, assumono dai loro tessuti la B12.

Pertanto in natura la principale disponibilità di vit. B12 si troverebbe sulle superfici delle specie vegetali come sostanza di "rifiuto" dei batteri che la producono durante i propri processi metabolici formando un naturale "biofilm" microbico.

Purtroppo, ai giorni nostri tale processo biologico non è più affidabile, sia probabilmente per la modificazione dell'ecosistema moderno, soprattutto nei paesi industrializzati, che per l'eccessiva sterilizzazione e raffinazione dei cibi.

Fatta questa precisazione si comprende che questa vitamina è tipicamente presente solo negli organismi animali:

- fegato
- carne
- latte e derivati
- uova
- pesce

A proposito di alimenti contenente vit B12, occorre prestare molta attenzione perché spesso si legge che alcuni cibi di origine vegetale come per es, alghe, spirulina, amaranto, funghi, alghe di mare, noci e legumi, soia fermentata (tamari, miso, tempeh) ne sono naturalmente ricchi.

Di fatto qualcuno di questi prodotti teoricamente potrebbe contenere vit B12 ma il reale contenuto è molto variabile; tale è il caso del tempeh il quale durante il processo di fermentazione si arricchisce di vit b12 ma questo quantitativo è variabile di volta in volta tanto che in diverse partite di tempeh possiamo trovarne quantitativi compresi tra 0 e 4 microgrammi.

In altri alimenti come le alghe troviamo sostanze simili alla vitamina B12 ma non utilizzabili dall'uomo, anzi potrebbero persino interferire con la vit B12.

COSA SUCCEDE SE MANCA

- anemia con a volte associati disturbi neurologici (anemia perniciosa);
- infiammazione della lingua (glossite);
- insufficienza cardiaca;
- disturbi psichiatrici (depressione, paranoia);
- anoressia e dimagrimento;
- sudorazione maleodorante;
- aumento dell'omocisteina, correlata a rischio di arteriosclerosi, cardiopatie, danni neurologici, tumori.

Da sottolineare che i sintomi di carenza avanzata possono presentarsi con formicolio alle mani e ai piedi, demenza, depressione, ansia, instabilità emotiva, perdita di memoria, difetti visivi, disturbi dell'equilibrio, stanchezza cronica, perdita muscolare, tachicardia.
Nell'eventualità di ritardato intervento, tali avvisaglie possono trasformarsi in sindromi irreversibili e permanenti.

DOSE CONSIGLIATA

Rispetto a tutte le altre vitamine, il fabbisogno di vitamina B12 è molto basso e i depositi tessutali sono in grado di soddisfare il fabbisogno anche per lunghi periodi di mancata assunzione tanto che i sintomi da carenza generalmente necessitano di cinque o più anni per svilupparsi negli adulti, sebbene in alcune persone inizino a manifestarsi nel giro di un anno.
Una quantità di 10 µg distribuiti lungo la giornata è probabilmente la quantità massima che l'organismo è in grado di utilizzare.

Ottenere un'assunzione adeguata di B12 è semplice e ci sono diversi metodi possibili a seconda delle proprie preferenze.

In linea generale, meno frequente è l'assunzione di B12, maggiore è l'apporto totale necessario per ottenere la quantità assorbita desiderata.

Dosi raccomandate per prevenire la carenza:

- 2,4 µg al giorno
- 2,6 µg in gravidanza
- 2,8 µg durante l'allattamento

La dose giornaliera raccomandata varia da 0,5 a 2,5 µg fino a 3 µg per gli adulti, 4 µg durante la gravidanza e l'allattamento.

I neonati necessitano di 3 µg giornalieri e i bambini da 1 a 2 µg.

Per i soggetti vegani è necessario ricorrere a integratori di vit. B12 così come suggerito dalle linee guida del 2015:

- 3 µg al giorno da più cibi fortificati
- 50 µg al giorno da pastiglia sublinguale;
- 1000 µg per due volte alla settimana da pastiglia sublinguale;
- 2000 µg per una volta alla settimana da pastiglia sublinguale
- Se si decide di usare i prodotti fortificati bisogna controllare attentamente l'etichetta per assicurarsi di assumere abbastanza B12.

  Per esempio, se un tipo di latte vegetale fortificato contiene 2 µg di B12 per porzione, un consumo di tre porzioni al giorno garantisce un apporto di B12 adeguato.

  Alcuni potrebbero trovare più pratico ed economico usare degli integratori.

Le dosi da 1000 e da 2000 µg di vit. B12 sono reperibili soltanto attraverso il mercato extraeuropeo, a causa della normativa in vigore dal 2013 che vieta ad aziende all'interno dei paesi dell'Unione Europea di commercializzare dosi singole di vit. B12 superiori ai 25 µg.

CONDIZIONI A RISCHIO DI CARENZA O AUMENTATO FABBISOGNO

La carenza da vit. B12 è molto più frequente di quello che si pensava fino a pochi anni fa, qualsiasi sia il regime alimentare adottato.

Nei soggetti a partire dai 50 anni di età tale rischio può subire un incremento a causa del progressivo declino funzionale della mucosa gastrica.

Per questo motivo, la popolazione in questa fascia di età dovrebbe ricorrere a maggiori controlli periodici, ed eventualmente integrare la vit. B12 attraverso formulazioni sublinguali, permettendo alla vitamina di saltare le vie intestinali per giungere direttamente al torrente ematico.

La carenza di vit. B12 può essere secondaria ad un mancato assorbimento intestinale conseguente ad un deficit della sintesi di un fattore necessario per il suo assorbimento secreto dallo stomaco.

Si tratta di una malattia autoimmune che si manifesta con un'anemia (anemia perniciosa) che può essere curata solo con la somministrazione di vitamina B12.

Soggetti a rischio di carenza di vitamina B12:

- onnivori con insufficiente apporto alimentare;
- lacto-ovo vegetariani con insufficiente apporto alimentare;
- presenza di particolari problematiche gastrointestinali;
- assunzione elevate di alcol, fumo, caffè;
- terapia con alcuni farmaci (in particolare antiacidi e antidiabetici) ;
- tossicodipendenti;
- obesi;

- donne in cattivo stato di salute che assumono contraccettivi orali;
- vegani che non fanno uso di integratori né di cibi fortificati con questa vitamina.

E' BENE SAPERE CHE
- nel 95% dei casi la carenza di vit B12 non si osserva nei vegani ma negli onnivori in quanto essa è conseguente soprattutto ad un ridotto assorbimento intestinale.
  I vegani, poiché non mangiano cibi di origine animale, sono potenzialmente suscettibili di una carenza di vit. B 12.
  Questo è possibile solo in teoria in quanto i vegani, per loro natura, sono molto attenti alla propria alimentazione e conoscono bene la necessità di variare gli alimenti e di integrare la vit. B 12 tramite l'assunzione di un integratore o tramite il consumo di alimenti fortificati come i latti vegetali o i cereali.
  I casi di deficit di questa vitamina nel mondo vegetariano/vegano riguardano esclusivamente persone che si avvicinano a questa alimentazione in modo superficiale, con un fai da te spinto più dalla moda che non da una scelta consapevole e ragionata.
- Negli allevamenti intensivi, in cui gli animali non sono liberi di pascolare e brucare direttamente il terreno ma sono alimentati con mangimi, c'è la necessità di utilizzare mangimi fortificati (cioè arricchiti di questa vitamina) per evitare una carenza di questa importante vitamina. Questo significa che la vit B12 presente nelle carni degli animali da allevamento intensivo è una vitamina integrata e non prodotta dai batteri nei loro stomaci.
- Per il suo assorbimento è fondamentale una buona funzionalità gastrica e intestinale perché lo stomaco

produce una sostanza ("fattore intrinseco") che legandosi alla vitamina B12 ne consente l'assorbimento intestinale.

- Le scorte tissutali ed epatiche di vit. B12 presenti in un organismo umano adulto corrispondono mediamente a 2-4 mg, che a fronte di una perdita giornaliera media di circa lo 0,1% permetterebbero in teoria di mantenere sufficienti scorte per almeno 10-20 o molti più anni, se il soggetto smettesse di assumere cibi con vit. B12 e non la integrasse attraverso appositi supplementi nutrizionali.

- Qualcuno potrebbe manifestare perplessità nell'assumere cianocobalamina a causa della presenza di "cianuro". Tale aspetto non deve preoccupare, in quando la pericolosità del cianuro è dose-correlata in misura di 50-100 mg per l'acido cianidrico, e di 200-300 mg per il cianuro di sodio e di potassio. Invece, i pochi microgrammi (millesimi di milligrammo) presenti in un integratore di vit. B12 sono convertiti dall'enzima epatico rodanasi che trasforma il cianuro nell'innocuo tiocianato, prontamente escreto attraverso le urine.

- Tra gli alimenti fortificati con vitamina B12 attualmente in commercio vi sono alcune marche di latte vegetale, di yogurt vegetale e di cereali per la colazione.
  E' necessario verificare il contenuto di vitamina B12 di ogni porzione per essere certi di assumere la quantità di questa vitamina necessaria al proprio fabbisogno giornaliero.

- Una gravissima carenza di vit. B12 si può affrontare con tempestività attraverso una sua somministrazione endovenosa.

- Una eventuale carenza di vitamina B12 può essere rilevata mediante il dosaggio di elevati livelli di acido metilmalonico (MMA) o di bassi livelli di olotranscobalamina II (holo TCII)

Altri test, ma meno precisi e specifici, sono rappresentati dalla misurazione dei livelli di omocisteina, dell'emocromo e del dosaggio della vitamina B12.

In particolare, per quanto riguarda la misurazione dei livelli di vit. B12 ematici bisogna dire che si tratta di un test notevolmente inaffidabile per i vegani, specialmente per quelli che fanno uso di alghe in qualunque forma.

Le alghe e altri cibi vegetali possono contenere degli analoghi della vitamina B12 (delle "false" B12), in grado di imitare la vera B12 nei test ematici ma che in realtà possono addirittura interferire con il metabolismo della B12.

Anche l'emocromo è un test non affidabile, perché alti livelli di folati mascherano i sintomi di anemia tipici della carenza di B12.

La misura dell'omocisteinemia è più affidabile.

19

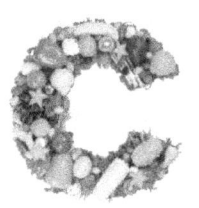

VITAMINA C
(ACIDO ASCORBICO)

CHE COS'E'
E' una vitamina idrosolubile che, a differenza delle altre vitamine di questo gruppo, può essere accumulata a livello di particolari tessuti del corpo dando luogo a un pool di riserva in grado di sopperire per alcuni mesi in caso di assunzione insufficiente rispetto al fabbisogno.
L'uomo è tra le poche specie animali (insieme alle scimmie, alle cavie e ad alcune specie di pipistrelli) a non essere in grado di sintetizzare la vitamina C e, pertanto, ne è necessario l'apporto alimentare. Il nome "ascorbico" deriva dal nome della malattia che la vitamina C è in grado di curare lo "scorbuto", malattia oggi di rara osservazione ma che un tempo colpiva frequentemente gli equipaggi delle navi che, in occasione di lunghi percorsi di navigazione, non potevano consumare frutta e verdura fresca.

CHE COSA FA E A COSA SERVE

- agisce da antiossidante e blocca i radicali liberi;
- agisce come cofattore per l'attività di numerosi enzimi;
- partecipa alla formazione del collageno e della matrice intercellulare, favorendo la robustezza delle cartilagini, delle ossa, della dentina e della parete dei vasi sanguigni;
- stimola le difese immunitarie e difende dalle infezioni;
- favorisce l'assorbimento del ferro a livello intestinale;
- impedisce la trasformazione in cancerogeni di numerose sostanze come le nitrosamine;
- potenzia gli effetti di altri antiossidanti quali: la vit. A, la vitamina E, il selenio;
- è indispensabile per la sintesi di numerosi ormoni quali: cortisone, serotonina, noradrenalina, ossitocina, vasopressina, colecistochinina;
- interviene nella riduzione dei livelli del colesterolo LDL;
- è utile nella prevenzione e nel trattamento delle allergie.

DOVE SI TROVA

Si ritrova nella frutta fresca e nella verdura, ne sono particolarmente ricchi:

- *vegetali:* broccoli, cavoletti di bruxelles, cavolo, cavolo riccio, rape, crescione, spinaci, pomodori, peperoni, patate;
- *frutta:* arance, kiwi, fragole, frutto di rosa canina, limoni, mandarini, mango, papaya, pompelmo, ribes nero;
- *spezie:* peperoncino, pepe verde.

COSA SUCCEDE SE MANCA

- scarsa resistenza al freddo;
- arti superiori ed inferiori freddi;
- fragilità capillare (in particolare emorragie gengivali);
- lenta cicatrizzazione delle ferite;
- tendenza alle infezioni;
- esofagite, gastrite.

CONDIZIONI A RISCHIO DI CARENZA O AUMENTATO FABBISOGNO

- Stati di stress, l'ansia, le infezioni, le ferite, gli interventi chirurgici, l'esposizione al freddo, ne aumentano il fabbisogno. Individui con tendenza all'ipoglicemia richiedono un apporto maggiore di vitamina C;
- i contraccettivi orali ne riducono l'effetto; i salicilati, i sulfamidici, le tetracicline, il fumo e l'aspirina ne riducono l'assorbimento;
- gran parte della vitamina C è persa con la cottura, il surgelamento e la conservazione dei cibi.

DOSE CONSIGLIATA

RDA: per le donne 75 mg; per gli uomini 90 mg, per i fumatori occorre aggiungere 35 mg.

Il fabbisogno è di 60 mg/24 ore, ma esso varia secondo il peso, il metabolismo, l'attività svolta, l'età ecc. Le donne in gravidanza devono aumentare l'assunzione della vitamina del 30% circa (circa 100 mg) e durante l'allattamento tale incremento dovrebbe essere del 60-70% (circa 150 mg) perché un litro di latte umano contiene 50 mg di questa vitamina.

Secondo Linus Pauling l'apporto di questa vitamina può variare di molto secondo le necessità dell'organismo da 1 a 18 gr.

E' BENE SAPERE CHE

- la vit C è una vitamina essenziale per l'uomo (e anche per i pipistrelli, molti pesci, insetti, qualche specie di uccello) ma non per molte specie animali che sono in grado di produrla;
- è una vitamina estremamente labile e viene distrutta rapidamente dalla cottura, dall'esposizione all'aria e alla luce;

- per evitare che l'apporto di tale vitamina sia insufficiente, si consiglia di consumare gli alimenti, che contengono vitamina C, crudi o appena scottati; di diminuire il tempo di cottura immergendo le verdure in pochissima acqua; di evitare una prolungata conservazione degli alimenti a temperatura ambiente, di evitare una eccessiva esposizione degli alimenti all'aria e alla luce, e di immergere a lungo le verdure nell'acqua;
- contrasta gli effetti tossici e cancerogeni della nicotina, del fumo di tabacco, dei gas di scarico degli autoveicoli;
- può impedire la trasformazione di nitriti e nitrati, presenti in alcuni alimenti, in *nitrosamine*, responsabili, quest'ultime, dello sviluppo del cancro dello stomaco e del tratto intestinale;
- contrariamente a quanto si ritiene la vit C non è in grado di curare il raffreddore;
- la vitamina C viene assorbita meglio se introdotta in piccole dosi in quanto la percentuale di assorbimento si riduce con l'aumentare della dose.

20

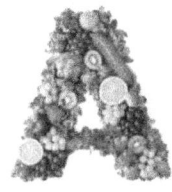

VITAMINA A
(RETINOLO)

CHE COS'E'
La vitamina A, o retinolo, fa parte delle vitamine liposolubili che, come tutte le vitamine di questo gruppo, può essere accumulata nell'organismo e non è dunque necessario assumerla con regolarità attraverso i cibi.
Con il termine vitamina A si indicano sia il retinolo (la forma attiva di vitamina A) che i suoi precursori, detti carotenoidi, di cui si conoscono – naturali o sintetici – oltre 600 tipi diversi.

A COSA SERVE E CHE COSA FA
- è indispensabile per la vista perché insieme ai suoi precursori (i carotenoidi) fa parte della rodopsina, sostanza presente nella retina responsabile della sensibilità dell'occhio alla luce;
- interviene nello sviluppo embrionale;

- è fondamentale per il corretto funzionamento del sistema immunitario (è chiamata anche vitamina antinfettiva perché la sua carenza provoca un aumento della suscettibilità alle infezioni);
- è importante per lo sviluppo delle ossa e dei denti;
- è importante per la crescita e la maturazione sessuale;
- mantiene integra la pelle e le mucose;
- difende dalle infezioni (vitamina antinfettiva);
- i carotenoidi (β-carotene) svolgono attività antiossidante e proteggono la pelle da un'eccessiva esposizione solare;
- interviene nella sintesi del DNA;
- previene la formazione dei calcoli renali;
- ha proprietà antitumorali.

DOVE SI TROVA
La vitamina A si ritrova in natura sotto due forme principali: il retinolo (di origine animale) e i carotenoidi (di origine vegetale), quest'ultimi sono provitamine cioè precursori della vitamina A
- RETINOLO: è presente nel tuorlo d'uovo, nel fegato di merluzzo, nel latte e suoi derivati;
- CAROTENOIDI: se ne contano oltre 600 tipi diversi ma solo una cinquantina hanno attività vitaminica (come l'alfa-carotene, il licopene, la luteina, la zeaxantina, la beta-criptoxantina), il più efficiente dei quali è il beta-carotene. Si ritrovano nei vegetali e in particolare nella frutta e verdura di colore rosso, giallo e arancione e negli ortaggi di colore verde scuro es. melone, pesche, albicocche, zucca, cachi, carote, spinaci, bieta, lattuga, pomodori, frutti di bosco ecc.

COSA SUCCEDE SE MANCA
- scarsa visione notturna;
- difetti della vista fino alla cecità;

- deficit di crescita e dello sviluppo;
- lesioni della pelle e delle mucose;
- infezioni frequenti (tipicamente nelle donne le cistiti ricorrenti);
- alterazioni di colore e forma dei nevi fino al tumore (melanoma);
- in corso di gravidanza malformazioni fetali;
- micosi recidivanti;
- tumori.

CONDIZIONI A RISCHIO DI CARENZA O AUMENTATO FABBISOGNO
- ridotto assorbimento o accumulo come nella colite ulcerosa, nella cirrosi epatica, nella fibrosi cistica;
- diabete mellito e ipotiroidismo, condizioni che impediscono la conversione dei carotenoidi nella forma attiva (retinolo);
- esaltato consumo come nella polmonite, nell'ipotiroidismo, nella nefrite cronica, nella scarlattina, e alcune infezioni respiratorie;
- lo stato nutrizionale della vit A è condizionato da numerosi altri nutrienti come le proteine, grassi, ferro, zinco e vitamina E. In particolare la carenza di ferro e di zinco si ripercuote negativamente sullo stato nutrizionale della vitamina A, il grasso alimentare facilita l'assorbimento intestinale della vit A e dei carotenoidi; la vitamina E protegge la vit A dall'ossidazione.

DOSE CONSIGLIATA
La vit. A è espressa in µg di retinolo equivalenti (1 RE = 1 µg di retinolo = 6 µg di beta-carotene = 12 µg di altri carotenoidi provitaminici).
RDA: per le donne 800 µg; per gli uomini 1.000 µg

Il fabbisogno giornaliero nell'adulto è di 5000 UI, nella donna gravida di 6000, nell'allattamento di 8000.
In linea generale la vitamina A si somministra per via orale o intramuscolare a dosi di 10.000 UI (per effetti fisiologici) e di 200.000 UI (per effetti terapeutici).

E' BENE SAPERE CHE

- è una vitamina estremamente sensibile alla luce, all'esposizione all'aria e al calore e poiché molte delle sue caratteristiche vengono meno durante la cottura dei cibi è meglio consumarli crudi o dopo averli sottoposti a una breve cottura;
- la vitamina A è prodotta solo dai vegetali e batteri, per cui tutti gli animali superiori devono ottenere la vitamina A dagli alimenti;
- la sua carenza è la principale causa di cecità nei bambini interessando circa 100 milioni di bambini in tutto il mondo;
- il beta carotene oltre ad essere un precursore della vitamina A è anche un antiossidante in grado di boccare i radicali liberi;
- la sua attività è potenziata dalla vitamina C ed E;
- è importante che durante la supplementazione con vitamina A si associ la somministrazione di quei nutrienti che intervengono nel suo metabolismo quali vitamina E, zinco, iodio;
- un eccesso di vitamina A (possibile solo per assunzioni di integratori ad alto dosaggio e per lungo periodo) può dare luogo a segni di intossicazione acuta e cronica;
- la vit. A può causare malformazioni fetali e aborto particolarmente se assunta a dosaggi impropri nel primo trimestre di gravidanza.

21

VITAMINA D

COS'E'
La vitamina D è una vitamina liposolubile identificata nel 1922 in seguito all'osservazione che l'olio di pesce e la luce solare avevano un effetto curativo sul rachitismo.
In realtà la vit D non è una vitamina in quanto, come vedremo, l'esposizione alla luce solare è in grado di garantirne il fabbisogno senza pertanto doverla obbligatoriamente introdurla con l'alimentazione.
Il termine vitamina D designa due molecole: l'ergocalciferolo (vit. D2) e il colecalciferolo (vit. D3):
-**Vit D2** (ergocalciferolo), prima forma di vitamina D ad essere stata scoperta, è prodotta solo nei vegetali a partire da un precursore (ergosterolo) grazie ai raggi ultravioletti del sole (raggi UVB).
Nell'uomo può essere introdotta solo attraverso il cibo.

-**Vit D3** (colecalciferolo) è di origine animale, si forma a partire dall'irradiazione solare di un precursore (7-deidrocolesterolo) presente nella pelle.

Può essere introdotta nell'uomo con il cibo di origine animale o, soprattutto, essere autoprodotta nella propria pelle.

Queste due vitamine, una volta nel corpo, vengono trasformate nella forma metabolicamente attiva chiamata calcitriolo.

In particolare, nell'organismo la vitamina D una volta che ha raggiunto il sangue (sia sotto forma di vit D3 introdotto con i cibi animali o autoprodotta, sia sotto forma di vit D2 introdotta mangiando vegetali) è metabolicamente inattiva e deve subire un processo di attivazione prima a livello del fegato (senza regolazione, con la generazione di 25-OH-vitamina D o calcifediolo) e poi nel rene, (processo strettamente regolato) con la generazione della forma attiva di vitamina D chiamata 1,25-OH-vitamina D o calcitriolo.

A COSA SERVE E CHE COSA FA

La vitamina D è nota soprattutto per il suo ruolo nel metabolismo del calcio tanto che una sua carenza è responsabile di una perdita di calcio osseo che diventa molle.

Questa condizione è chiamata osteomalacia nell'adulto e rachitismo in età giovanile.

Non esiste alcuna evidenza che la carenza di vitamina D sia responsabile della fragilità ossea tipica dell'età avanzata nota come osteoporosi.

Oltre ad essere coinvolta nel metabolismo del calcio la vitamina D svolge, in realtà, molte altre funzioni che possono essere sintetizzate in:

- AZIONE ANTICANCRO: gli studi dimostrano che la carenza di vitamina D è collegata ad una maggiore incidenza di cancro (soprattutto seno, polmone, colon e prostata).

Infatti, è stato osservato che il rischio di tumore della mammella, del colon, della prostata e in parte del pancreas, dell'ovaio e di alcuni linfomi, è decisamente maggiore (intorno al 50% in più) nei soggetti con bassi livelli nel sangue di vitamina D, rispetto ai soggetti con valori nella norma.

Dati più recenti indicano, inoltre, come la somministrazione di vitamina D sia in grado di ridurre l'incidenza di tumori maligni.

- AZIONE IMMUNITARIA: la vit. D interviene nella regolazione di alcune funzioni delle cellule del sistema immunitario (linfociti T).

  Una sua carenza si associa ad una maggiore suscettibilità alle infezioni (in particolare a quella tubercolare) e ad alcune malattie a genesi autoimmune, come la sclerosi multipla, le malattie infiammatorie intestinali e le artriti su base infiammatoria.

- AZIONE ANTIDIABETICA: la vit. D si è rivelata essere uno dei fattori in grado di controllare la secrezione insulinica ed alcuni dati, ancora in fase di verifica, indicherebbero che buoni livelli di vitamina D riducono il rischio di sviluppare il diabete mellito e che, nei pazienti già diabetici, rendono migliore il controllo di questa malattia.

- AZIONE CARDIOVASCOLARE: la vit. D è in grado di modulare l'azione di molte sostanze coinvolte nella regolazione della pressione arteriosa e nella progressione dell'aterosclerosi.

  Una sua carenza si associa a una maggiore frequenza di patologie quali l'infarto del miocardio, lo scompenso cardiaco e l'ischemia cerebrale.

  La somministrazione di vitamina D3 per un anno si è dimostrata capace di migliorare in modo significativo la funzione cardiaca in soggetti con scompenso cardiaco cronico e ridotti livelli sierici di vitamina D3.

- AZIONE METABOLICA GENERALE: la vit. D promuove una crescita e uno sviluppo regolari, specie delle ossa e dei denti e accelera la guarigione dei tessuti.

DOVE SI TROVA

La vitamina D ha due sorgenti: alimentare e sintesi endogena.

1- **produzione endogena**: rappresenta l'80-90% dell'apporto di vitamina D e si realizza per esposizione cutanea ai raggi solari grazie ai quali si ha la conversione di un precursore (7-deidrocoleserolo) in colecalciferolo (vit. D3).

2- **fonte alimentare**: rappresenta solo il 10-20% del fabbisogno di vitamina D.

La fonte alimentare è molto scarsa in quanto pochi cibi naturali contengono vitamina D e in quantità limitate:

- olio di fegato di merluzzo e pesce grasso (salmone selvatico, sardine, sgombro, tonno): vit. D3;
- alcune alghe marine, funghi, lieviti: vit. D2;
- quantità molto basse si trovano nei derivati del latte intero e nelle uova: vit. D3.

Come fonte alimentare occorre includere anche i cibi fortificati vale a dire alimenti che sono arricchiti industrialmente con la vitamina D, come per esempio il latte (sia vaccino che vegetale da soia o da cereali), margarine, cereali per la prima colazione.

COSA SUCCEDE SE MANCA

- indebolimento delle ossa con deformazioni (rachitismo in età infantile) e fratture (osteomalacia e osteoporosi in età adulta);
- aumentato rischio di infezioni;
- debolezza muscolare;
- astenia mentale;
- spasmi muscolari;
- maggiore rischio di sviluppare il cancro.

CONDIZIONI A RISCHIO DI CARENZA O AUMENTATO FABBISOGNO

La carenza di vitamina D è oggi universale e colpisce la quasi totalità della popolazione, specie nei paesi sopra il 35° parallelo come l'Italia.

Maggiore è la latitudine meno i raggi ultravioletti sono efficaci nel produrre la vitamina.

Anche l'abitudine diffusa di proteggersi dai raggi solari con creme e filtri protettivi riduce la formazione di vitamina D: una crema solare con fattore di protezione 8 abbatte fino al 92% la produzione di vitamina D, un fattore di protezione 15 fino al 99%.

Alcuni studi hanno riscontrato che la caffeina interferisce con i recettori della vitamina D e ne inibisce l'assorbimento.

Poiché la vitamina D viene assorbita nell'intestino tenue in presenza della bile, le malattie del fegato, del pancreas, dell'intestino e della colecisti possono determinarne una riduzione dell'assorbimento.

Disturbi dell'assorbimento dei grassi e l'uso di farmaci antiepilettici possono determinarne una carenza.

DOSE CONSIGLIATA

Esistono due tipi di integratori:
- a base di vitamina D2: ottenuta dall'irradiazione ultravioletta dell'ergosterolo derivato dal lievito; questa formulazione è accettabile dai vegani;
- a base di vitamina D3: ottenuta a partire dalla lana di pecora o dal pesce o dalle pelli o dal cervello delle mucche.

La vitamina D3 è da 50 a 100 volte più attiva della vitamina D2, che viene anche metabolizzata più rapidamente e non consente di mantenere adeguati livelli di calcifediolo come la vitamina D3. Su questo punto, tuttavia, ci sono dati discordanti in quanto secondo altri studi sarebbe la vit D2 ad essere più efficace nell'innalzare i livelli sierici di vitamina D.

La vit. D è espressa come colecalciferolo dove 1 µg di colecalciferolo = 40 IU vit. D

Assunzioni adeguate:
- 0-1 anno: 5 µg
- 1-50 anni: 5 µg
- oltre 50 anni 10 µg
- oltre i 75 anni 15 µg

La dose giornaliera consigliata è di 400 U.I. (10 µg) ma le donne durante la gravidanza e l'allattamento necessitano di dosi maggiori di almeno 1.000-2.000 UI/die. Anche gli anziani richiedono una dose maggiore tipo 800 UI (20 µg) al giorno.

La vitamina D, una volta assunta o prodotta, si accumula nel tessuto adiposo e viene rilasciata gradualmente.

Questo meccanismo consente di utilizzare diversi schemi di somministrazione come quello giornaliero, settimanale, mensile, trimestrale sia per bocca che per via intramuscolare.

Le dosi sopra riportate possono essere raggiunte anche con l'esposizione alla luce del sole.

Ad esempio una esposizione delle braccia e delle gambe per 10-15 minuti al giorno consente di ottenere da 3000 a 20.000 UI, mentre 100 grammi di salmone fresco contengono circa 600 UI di vitamina.

Tuttavia non sempre è possibile esporsi alla luce, specialmente in inverno.

In questi casi per evitare carenza o semplicemente insufficienza di vitamina D, soprattutto negli anziani, è indispensabile ricorrere a cibi contenenti supplementi di tale vitamina o a integratori molto ben tollerati, di basso costo e facilmente disponibili.

E' BENE SAPERE CHE
- l'esposizione alla luce solare è sufficiente a garantire un'adeguata quantità di vitamina D sintetizzata a livello della cute;

- è possibile una intossicazione di vitamina D per un eccessivo apporto con integratori. L'intossicazione si realizza per concentrazione nel sangue di vitamina D superiore ai 150 ng/ml e si manifesta con nausea, diarrea, poliuria, perdita di peso, ipercalcemia, ridotta funzione renale, calcificazione dei tessuti molli, calcolosi renale;
- non è possibile un'intossicazione da vitamina D correlata all'esposizione solare in quanto l'eccesso di vitamina D3 prodotta viene inattivata dalla stessa luce solare;
- la somministrazione di integratori di vitamina D dovrebbe avvenire con particolare cura in pazienti sottoposti a concomitante terapia con antiepilettici ed anticonvulsivanti, come i barbiturici, data la capacità di questi principi attivi di ridurre l'effetto della vitamina D3. La medesima attenzione va riservata ai pazienti sottoposti a terapia con digitale, la cui assunzione contestualmente a quella di vitamina D3 potrebbe aumentare il rischio di ipercalcemia e dei relativi effetti sul ritmo cardiaco;
- la luce solare diretta non è strettamente necessaria per la sintesi della vitamina D perché le radiazioni ultraviolette attraversano le nuvole;
- i vegani che vivono nelle regioni settentrionali e che hanno una esposizione al sole più limitata dovrebbero acquistare cibi fortificati con vitamina D o assumere integratori;
- per valutare lo stato nutrizionale della vitamina D se ne misura la concentrazione nel sangue. Concentrazioni tra 25 e 40 nmol/l riflettono una parziale carenza di vitamina D.

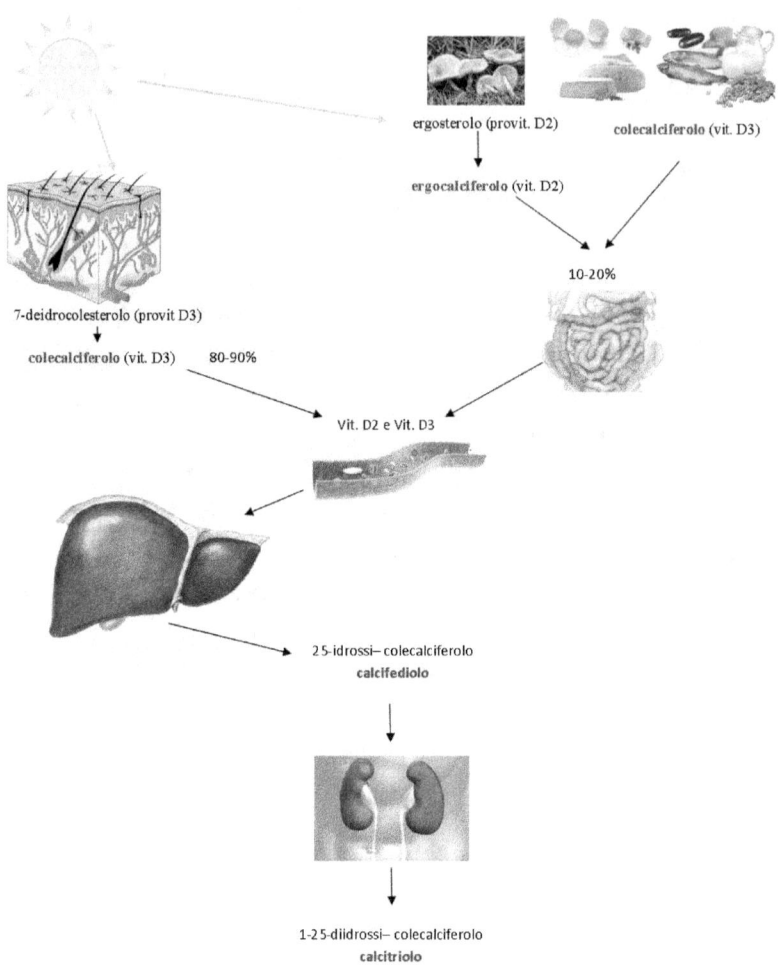

22

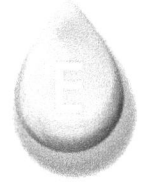

VITAMINA E
(TOCOFEROLO)

CHE COS'E'
Con questo termine si indica un gruppo di otto sostanze ad azioni simili la più potente delle quali è l'alfa –tocoferolo.
Alcune di queste forme sono inattive e altre inibiscono l'assorbimento di quelle attive. Tocoferolo significa "utile per la gravidanza".

A COSA SERVE E CHE COSA FA
- la funzione principale è quella antiossidante mediante la quale le cellule sono protette dall'azione distruttrice dei radicali liberi;
- protegge le altre vitamine potenziandone l'azione, in particolare la vitamina A, C e B;
- è utile nella prevenzione dell'aterosclerosi e contrasta le malattie cardiovascolari;

- è fondamentale nella prevenzione del cancro;
- è indispensabile per il corretto funzionamento dei muscoli rivelandosi utile nel trattamento dei crampi notturni e negli spasmi muscolari;
- aumenta il colesterolo HDL;
- migliora i sintomi della sindrome premestruale;
- in associazione alla vitamina A, riduce il tasso di colesterolo ed ostacola i depositi di grasso lungo le pareti dei vasi;
- migliora l'efficienza del sistema immunitario;
- è necessaria per un'adeguata funzionalità dell'apparato riproduttivo (per tale funzione è anche denominata "vitamina antisterilità").

DOVE SI TROVA
- oli vegetali spremuti a freddo (in particolare: soia, arachidi, mais, olive)
- tuorlo d'uovo
- semi interi e noci (semi di girasole, mandorle, pinoli, nocciole)
- frutta essiccata (albicocche)
- ortaggi a foglia verde (spinaci, cime di rape)
- erbe aromatiche

COSA SUCCEDE SE MANCA
Evidenza cliniche suggeriscono che nell'uomo il principale segno di carenza di vitamina E (molto difficile a realizzarsi) è una neuropatia periferica soprattutto a carico dei neuroni sensitivi.
Altre condizioni correlabili ad una sua carenza sono:
- nei bambini si possono avere gravi disturbi a carico dei muscoli e dei nervi;
- anemia (da emolisi);
- sterilità;

- maggiore incidenza di malattie del cuore e dei vasi sanguigni.

CONDIZIONI A RISCHIO DI CARENZA O AUMENTATO FABBISOGNO

Molte sostanze possono ridurne l'assorbimento (cloro dell'acqua potabile, pillola contraccettiva, composti inorganici del ferro ecc.).

La vitamina E viene distrutta dal calore durante la cottura dei cibi, dai raggi ultravioletti e dall'ambiente alcalino (come il bicarbonato di sodio).

La macinazione del grano distrugge oltre il 90% di vitamina E.

DOSE CONSIGLIATA

La RDA (dose giornaliera raccomandata) è di 15 mg per gli adulti, leggermente inferiore per i bambini e di 3-4 mg per i neonati.

La dose espressa in UI è di 200-400 UI al giorno.

Dosi inferiori a 800 UI non danno generalmente problemi mentre dosaggi più alti possono provocare un aumento della pressione arteriosa.

Particolare attenzione deve essere posta nei pazienti che assumono anticoagulanti.

Il fabbisogno di vitamina E è di gran lunga superiore quando desideriamo utilizzare le sue proprietà antiossidanti per rafforzare le difese, prevenire il cancro, le malattie cardiovascolari ed altre malattie.

E' noto che livelli sierici inferiori a 18 mmol/l implicano un aumentato rischio di cancro.

Pertanto è consigliabile assumere la quota di vitamina E necessaria a superare questo limite di rischio.

A tale scopo è utile assumere 100-200 mg al giorno, cioè 10-20 volte la RDA.

E' BENE SAPERE CHE

- circa il 90% della vitamina E si perde nel processo di macinazione del grano.
  L'industria alimentare è responsabile della perdita di gran parte della vitamina E contenuta nei cibi durante la lavorazione, la surgelazione e la conservazione.
  Anche l'ossigeno contenuto nell'aria può distruggere la vitamina E presente nei cibi;
- l'effetto antiossidante è rafforzato dalla contemporanea presenza di vitamina C, glutatione, selenio;
- si è rivelata utile nel trattamento delle vampate di calore e nell'ipotensione;
- nei soggetti in terapia con la digitale e nei fumatori, è indispensabile una supplementazione di vitamina E;
- la sua somministrazione si è spesso rivelata utile nel morbo di Parkinson;
- svolge effetti di protezione dagli effetti collaterali di alcune terapie antineoplastiche quali la radioterapia e la chemioterapia;
- è stato dimostrato che le forme naturali di vitamina E sono più efficaci di quelle sintetiche, soprattutto per quanto riguarda le proprietà antiossidanti;
- se ferro inorganico e vitamina E vengono assunti insieme, diminuisce l'assorbimento di entrambi; è preferibile pertanto assumere il ferro (comunque a stomaco vuoto) 8-12 ore dopo la vitamina E;
- gli alimenti che contengono grandi quantità di vitamina C possono favorire l'assorbimento della vitamina E;
- per valutare lo stato nutrizionale della vitamina E si dosa il tocoferolo nel plasma.
  Poiché il contenuto totale di tocoferolo nel plasma è proporzionale al contenuto in lipidi si effettua il rapporto tra tocoferolo e lipidi plasmatici.

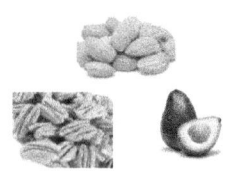

23

VITAMINA F
(ACIDI GRASSI ESSENZIALI)

CHE COS'E
Con il termine di vitamina F si indicano alcuni acidi grassi polinsaturi che l'organismo non è in grado di sintetizzare e che quindi devono essere necessariamente introdotti con l'alimentazione.

In particolare risultano essenziali **l'acido linoleico (AL)** (precursore degli acidi grassi della serie omega-6) e **l'acido alfa-linolenico (ALA)** (precursore degli acidi grassi della serie omega-3).

A partire da queste due sostanze il corpo è in grado di ottenere altre molecole biologicamente attive:
- dall'acido alfa-linolenico originano l'acido eicosapentaenoico (EPA) e l'acido docosaesaenoico (DHA): acidi grassi della serie omega-3
- dall'acido linoleico origina l'acido arachidonico (AA) e l'acido gamma-linoleico (GLA): acidi grassi della serie omega-6

A COSA SERVE E CHE COSA FA

Gli acidi grassi essenziali sono necessari per la formazione delle membrane cellulari, per il corretto sviluppo e funzionamento del cervello, della retina e del sistema nervoso.

Inoltre, sono la base per la produzione di sostanze chiamate eicosanoidi (tromboxani, leucotrieni, prostaglandine) che regolano numerose funzioni biologiche tra cui la pressione sanguigna, la viscosità ematica, la vasocostrizione, le risposte immunitarie e infiammatorie.

In particolare, gli eicosanoidi che derivano dall'acido arachidonico (AA), appartenente alla famiglia degli omega-6, hanno la capacità di aumentare la pressione sanguigna, le reazioni infiammatorie, l'aggregazione piastrinica, la trombogenesi, il vasospasmo, le reazioni allergiche e la proliferazione cellulare.

Quelli che originano dall'acido eicosapentaenoico (EPA), della famiglia degli omega-3, hanno effetti opposti.

Queste due famiglie di acidi grassi essenziali sono metabolizzate dagli stessi enzimi il che significa che, per esempio, un eccessivo consumo di cibi ricchi in acidi grassi omega-6 può compromettere la conversione dell'acido alfa-linolenico in EPA, con effetti negativi per lo stato di salute.

Le ricerche attuali suggeriscono che i livelli di acidi grassi essenziali e l'equilibrio tra essi possa giocare un ruolo fondamentale non solo nella crescita e nello sviluppo, ma anche nella prevenzione e nel trattamento di patologie croniche quali quelle coronariche, ipertensione, diabete mellito di tipo II, artrite e altri disordini immunitari ed infiammatori, cancro.

In particolare EPA e DHA hanno le seguenti proprietà:

- mantengono fluida la membrana cellulare;
- abbassano i trigliceridi;
- sono antiaritmici;
- hanno un'azione antitrombotica in quanto l'EPA compete con la cascata dell'ac. Arachidonico da cui originano eicosanoidi che inducono aggregazione piastrinica;

- migliorano la pressione arteriosa;
- hanno effetto antinfiammatorio;
- conservano l'elasticità delle pareti delle arterie;
- sono necessarie per il corretto funzionamento degli organi (in particolare della tiroide e dei surreni), delle mucose e dei nervi;
- nutrono la pelle rendendola morbida ed elastica;
- mantengono fluido il sangue;
- modulano l'attività del sistema immunitario;
- sono utili per la prevenzione dell'asma bronchiale e dell'artrite reumatoide;
- possono prevenire i disturbi cardiaci e mantenere stabile il livello di colesterolo ostacolando la formazione di placche sulla parete dei vasi sanguigni;
- aiutano ad evitare l'aumento della pressione del sangue;
- intervengono nel corretto sviluppo del feto e del bambino.

Alcune di queste proprietà sono condivise anche dall'acido gamma-linoleico (GLA) che origina dall'acido linoleico.

DOVE SI TROVA
Acido linoleico, si trova soprattutto nei vegetali:
- semi
- noci
- cereali e legumi
- olii di mais, di soia, di noci, di girasole, di oliva, di borragine

Acido alfa-linolenico, si trova:
- nelle foglie verdi
- fitoplancton ed alghe
- in alcuni semi, noci e legumi (lino, canola, noci e soia).
La fonte più ricca di acido alfa-linolenico sono i semi e oli di canapa e di lino.

Quest'ultimo, in particolare, è la fonte in assoluto più concentrata di ALA contenendo fino a 10-15 volte la quantità di omega-3 presenti nei pesci.
A tal proposito si sottolinea come recenti studi hanno dimostrato che la biodisponibilità dell'acido alfa-linolenico derivato dai semi di lino è maggiore rispetto a quello contenuto nei pesci.

Gli acidi grassi derivati dai due precursori, oltre che essere sintetizzati nell'organismo possono essere anche direttamente introdotti con l'alimentazione da diverse fonti, in particolare:
- l'acido arachidonico (AA) carne e latticini;
- l'acido docosaesaenoico (DHA) e l'acido eicosapentaenoico (EPA) dal pesce e da alcune alghe.

COSA SUCCEDE SE MANCA
La carenza di acidi grassi insaturi comporta mancata produzione di prostaglandine, cioè di quegli acidi grassi presenti nella prostata, cervello, reni, liquido seminale e mestruale, con conseguente alterata funzionalità dei vari organi interessati.
Altri disturbi correlati a carenza sono:
- capelli fragili e opachi;
- unghie fragili;
- forfora;
- pelle secca e ruvida;
- tendenza alle allergie;
- acne ed eczemi.

CONDIZIONI A RISCHIO DI CARENZA O AUMENTATO FABBISOGNO
- Gli anziani sono particolarmente a rischio di carenza di EPA e DHA, anche con un'adeguata assunzione del precursore essenziale ALA, in quanto l'enzima delta 6

desaturasi, preposto alla conversione dell'ALA, tende ad essere deficitario con l'avanzare dell'età.

Di qui la necessità di introdurre cibi che contengano questi acidi di derivazione già formati, come: pesce, olio di pesce o di borragine o di semi di lino, crostacei;

- oltre all'età numerosi fattori, nutrizionali e non, possono deprimere l'attività degli enzimi necessari alla metabolizzazione dell'acido alfa-linolenico compromettendo così la sua conversione in EPA e DHA. In particolare si segnala: elevato consumo di grassi saturi e di grassi idrogenati, elevato consumo di cibi ricchi di colesterolo, abuso di alcool, eccessivo consumo di proteine, carenza di alcuni nutrienti come lo Zinco e il Rame;
- è da sottolineare che gli infanti convertono l'acido alfa-linolenico in DHA e EPA più lentamente degli adulti per cui sono maggiormente a rischio di carenza;
- numerosi farmaci inibiscono la produzione degli acidi grassi a partire dall'acido linoleico, in particolare questa interferenza è segnalata per l'aspirina, farmaci antiartritici, cortisone e β-bloccanti.

DOSE CONSIGLIATA

Il fabbisogno nutrizionale degli acidi grassi essenziali è uno degli argomenti più controversi in nutrizione umana.

L'assunzione di acidi grassi essenziali dovrebbe rappresentare almeno l'1% delle calorie totali.

Tuttavia, quello che si sta delineando con sempre maggiore forza negli ultimi anni è che più che la quantità assoluta di acidi grassi omega 6 e omega 3 introdotti con l'alimentazione è importante il loro rapporto.

A tal proposito è interessante notare che, mentre con l'alimentazione del 1840, in cui venivano mangiati animali che brucavano il terreno con tutte le erbe presenti, era possibile garantire un rapporto omega 6/omega 3 pari a 6:4, attualmente il rapporto degli acidi grassi introdotti con l'alimentazione moderna è stimato essere di circa 14:1 e 20:1.

In altri termini le nostre abitudini dietetiche attuali forniscono quantità eccessive di acidi grassi omega-6 rispetto alle quantità di omega-3 con conseguente sbilanciamento a favore della sintesi di eicosanoidi dannosi per la salute (vedi paragrafo "a cosa serve che cosa fa").

Secondo alcuni studiosi il rapporto ideale omega 6/omega 3 è di 3:1 (stesso rapporto presente nei semi di canapa).

Le nuove linee guida dietetiche per vegetariani italiani raccomandano di mantenere il rapporto massimo di 4:1 nelle assunzioni di omega-6/omega-3.

Riporto il fabbisogno stimato dalle varie società scientifiche:

LARN 1996: 1 g di omega 3 per la donna; 1,5 gr per il maschio

Eurodiet Core Report 201: 2 g die per ALA + 200 mg di EPA e DHA

FAO/WHA 2005: 2.2-4,4 g/die di omega 3 totali

EFSA 2010: ALA pari allo 0,5% dell'energia totale + 250 mg /die EPA+DHA (pari a 1-2 porzioni/sett. pesce ricco in grassi)

Come comportarsi in pratica:

1 gr di ALA è contenuto in:

½ cucchiaino di olio di semi di lino;

1+1/2 cucchiaini di semi di lino macinati;

15 gr di noci sgusciate (circa tre).

2-2,5 g di ALA sono equivalenti a:

1 cucchiaino di olio di semi di lino (4-5 g di olio, pari a 2,12-2,65 g di ALA)

3 cucchiaini di semi di lino interi, da consumare macinati (9-10 g di semi, pari a 2,22-2,47 g di ALA)

30 g di noci (cica 6 noci, pari a 2,7 g di ALA)

E' BENE SAPERE CHE

- quando aumenta l'assunzione di grassi e di olii deve essere aumentato anche l'apporto della vitamina E e di altri antiossidanti quali la vitamina A, il selenio, la vitamina C, lo zinco ecc.;
- unguenti a base di acidi grassi insaturi stimolano una rapida granulazione e rigenerazione della pelle e sono quindi indicati in caso di eczemi, ustioni, ulcere distrofiche, ragadi ecc.;
- quando si utilizzano i semi di lino come fonte di acido alfa-linolenico è bene tenere presente che i semi interi non vengono utilizzati dall'organismo e che quindi devono essere tritati prima di essere consumati. Inoltre poiché questi semi assorbono acqua per 5 o 6 volte il loro peso è importante bere molti liquidi quando si consumano i semi macinati. Si consideri anche che i semi di lino crudi, ma non l'olio, contengono dei glucosidi cianogeni che sono convertiti nell'organismo in tiocianati. Queste sostanze chimiche possono interferire con l'utilizzo di iodio da parte della tiroide e aumentare il rischio di gozzo (specialmente se lo iodio nella dieta è scarso). Si consiglia di limitare il consumo di semi di lino crudi a 3-4 cucchiai al giorno;
- recentemente è stato segnalato il rischio di sviluppare cataratta per apporti di ALA superiori a 1,25-1,5 g al giorno

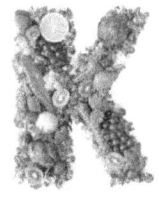

24

VITAMINA K
(FITONADIONE)

CHE COS'E'
E' una vitamina liposolubile il cui nome deriva dalla
traduzione danese di "koagulation" (coagulazione), ad
indicare la principale attività della vitamina.
Esiste in due formi principali: la **K1 (fillochinone)** presente
negli organismi vegetali e la **K2 (menachinone)** sintetizzata
dai batteri intestinali (esiste anche il menadione che è
ottenuto per sintesi ed è nominata vitamina K3).

A COSA SERVE E CHE COSA FA
La sua attività principale è quella di intervenire nella
regolazione della coagulazione del sangue attraverso la
sintesi di quattro fattori della coagulazione: II-VII-IX-X,
chiamati, per questo motivo, fattori vitamina K dipendenti.
Altre funzioni sono:

- interviene nello sviluppo e nella calcificazione delle ossa;
- è coinvolta nella solubilizzazione del calcio a livello renale.

DOVE SI TROVA
Le principali fonti di vitamina K sono due:
- alimentare
  - cavoli e cavolfiori;
  - vegetali a foglia verde;
  - piselli, soia;
  - funghi;
- sintesi ad opera della flora batterica intestinale, ma il suo reale assorbimento è difficile da determinare.

COSA SUCCEDE SE MANCA
La carenza di vitamina K è rara in quanto è ampiamente diffusa sia nel regno vegetale che animale e inoltre una certa quota è garantita dalla produzione intestinale da parte della flora batterica.
Le principali patologie correlata ad una sua carenza sono:
- emorragie a vari livelli;
- maggiore tendenza ad ammalarsi di osteoporosi.

CONDIZIONI A RISCHIO DI CARENZA O AUMENTATO FABBISOGNO
  - terapia antibiotica;
  - malassorbimento intestinale;
  - assunzione di anticoagulanti (deficienza funzionale).
DOSE CONSIGLIATA
E' molto difficile determinare il fabbisogno di questa vitamina a causa della concomitante biosintesi intestinale.

RDA: dai 19 ai 24 anni 60 µg per le donne e 70 µg per gli uomini; dopo i 25 anni 65 µg per le donne e 80 µg per gli uomini.

La dose minima raccomandabile dipende dall'età, dal sesso, dalla gravidanza e in corso di allattamento potendo oscillare dai 12 fino ai 140 µg.

Utile è la somministrazione di vitamina K nella misura di una compressa al mattino e una compressa la sera nelle donne con flussi mestruali abbondanti e per un periodo superiore ai quattro giorni.

E' BENE SAPERE CHE

- una carenza di vitamina K si può realizzare per un'alimentazione carente di vegetali verdi, per colite, per alcolismo, per prolungate terapie a base di antibiotici e antiinfiammatori non steroidei che distruggono la flora batterica intestinale produttrice della vitamina K2;
- lo stato nutrizionale della vitamina K può essere determinato indirettamente con il test di coagulazione del sangue noto come PT e con il dosaggio dei fattori vitamina K dipendenti II-VII-IX-X.

  Una valutazione diretta prevede il dosaggio del fillochinone nel sangue.

25

GLOSSARIO

ALIMENTI FORTIFICATI: alimenti in cui è stato industrialmente aggiunto un nutriente (in genere minerali o vitamine).

AMINOACIDI: molecole che, combinandosi tra loro, danno origine alle proteine.

ANTIOSSIDANTE: sostanza capace di opporsi ai fenomeni di ossidazione generalmente indotti dai radicali liberi e, quindi, di preservare l'integrità delle strutture cellulari colpite.

BERI-BERI: malattia conseguente ad un carente apporto di vit. B1.

BIODISPONIBILITA' : capacità di una sostanza di raggiungere la propria sede di utilizzo.

CATALIZZATORE: sostanza (generalmente si tratta di enzimi) capace di accelerare una reazione biologica che, in sua assenza, non potrebbe avvenire o avverrebbe molto lentamente.

CARBOIDRATI: composti organici costituiti da carbonio, idrogeno e ossigeno. Comprendono gli zuccheri semplici e gli amidi.

CARENZA: scarsità, mancanza, insufficienza, soprattutto riguardo a determinati bisogni o circostanze.

CEREALI: alimenti di origine vegetale appartenenti alla famiglia delle graminacee. Quelli più utilizzati per l'alimentazione umana sono: sorgo, avena, grano o frumento, grano saraceno, mais, miglio, orzo, riso, segale.

COENZIMA: sostanza organica, non proteica, che si associa ad un enzima favorendone l'azione biologica.

COLESTEROLO: composto affine ai lipidi che si ritrova nei tessuti corporei e viene prodotto dal fegato. E' un componente essenziale delle membrane cellulari ed è implicato nella sintesi di diversi ormoni. E' particolarmente rappresentato nelle uova, carne e formaggio.

DIGESTIONE: serie di trasformazioni attraverso le quali le grosse molecole sono ridotte ad elementi semplici direttamente utilizzabili.

ENZIMA : proteina avente la capacità di regolare (catalizzatore) la velocità di alcune reazioni chimiche.

FABBISOGNO: ciò che occorre per soddisfare un bisogno o per assicurare il funzionamento di qualcosa.

FITONUTRIENTI: sono composti organici che si trovano negli alimenti di origine vegetale. In natura contribuiscono a dare colore e sapore alle piante, e a proteggerle dalle avversità ambientali durante la crescita.

INRAN: Istituto di Ricerca per gli Alimenti e la Nutrizione.

LARN (Livelli di Assunzione Raccomandata di Nutrienti ed energia): si tratta di indicatori relativi alla popolazione italiana che stabiliscono l'apporto nutritivo giornaliero ottimale per le varie fasce d'età e per le diverse situazioni.

METABOLISMO: insieme dei processi chimici che si svolge nel corpo umano. Queste reazioni chimiche possono essere distinte in cataboliche (se si ha demolizione o scissione dei composti in singoli componenti) e in anaboliche (se si ha costruzione o sintesi di molecole complesse a partire da sostanze semplici).

µg: è una unità di misura corrispondente ad un millesimo di grammo, pari alla milionesima parte del grammo. Si legge "microgrammo" e può essere scritto anche come "mcg".

NUTRIENTI: o principi attivi, tutte quelle sostanze che possono essere direttamente utilizzate dall'organismo.

OLIGOELEMENTO : sostanza presente nell'organismo in piccolissime quantità.

OMS: organizzazione mondiale della sanità.

ORAC (Oxigen Radical Absorbance Capacity): unità di misura con cui si calcola la capacità antiossidante degli alimenti. Ad un valore più alto corrisponde un maggiore potere antiossidante.
Una corretta alimentazione deve prevedere l'assunzione di circa 5000 ORAC.

PELLAGRA: malattia conseguente ad una carenza di triptofano e vit. PP.

POLIFENOLI: gruppo eterogeneo di sostanze, di cui se ne contano oltre 8000, di origine vegetali, che svolgono benefici effetti.

PROTEINA: molecole costituite da catene di aminoacidi il cui numero e tipo caratterizza la singola proteina e le sue funzioni. Svolgono un ruolo fondamentale nella struttura e nella funzione delle cellule.

RADICALI LIBERI: I radicali liberi sono atomi, o molecole, diventati instabili e, pertanto, altamente reattivi. L'instabilità è conseguente alla perdita di un elettrone.
Normalmente, infatti, un atomo ha un numero di elettroni esattamente uguale a quello di protoni. Qualora un elettrone gli è sottratto (per radiazioni, per sostanze tossiche, per farmaci, per fumo ecc.) un protone rimane spaiato e l'atomo, nel tentativo di ristabilire il proprio equilibrio, sottrae un elettrone ad altri atomi, o molecole, con cui viene in contatto e che, a loro volta, diventano radicali liberi. S'innesca, in tal modo, una reazione a catena in cui possono essere coinvolte anche molecole di grande importanza biologica come le membrane cellulari, le proteine e, soprattutto, il DNA.

RDA: sigla che sta per Recommended Dietary Allowances, cioè Razioni Giornaliere Raccomandate: sono i valori dei livelli di energia e nutrienti che le autorità sanitarie americane raccomandano di assumere per un'alimentazione idonea. In Italia si chiamano LARN.

SINU: Società Italiana di Nutrizione Umana

UI (Unità Internazionali): unità di misura con cui è possibile confrontare sostanze aventi la stessa attività biologica anche se in forme e preparazioni diverse.

VITAMINE: o amine della vita, sono composti organici presenti in piccole quantità negli alimenti e dei quali l'organismo ha bisogno per i processi metabolici.

26

BIBLIOGRAFIA ESSENZIALE

CIARAMELLA B., OLIVIERI M., DE MAGISTRIS R.: vitamine e minerali nell'alimentazione familiare – Come conservare la salute senza rinunciare alla buona tavola. EDIMES 1999.

DE MAGISTRIS R., CIARAMELLA B.: Nutrienti e malattie cronico-degenerative. Fisiopatologia dell'evoluzione della salute alla malattia. - 2000, GUNA Editore, Milano.

DE MAGISTRIS R., CIARAMELLA B., VITIELLO R.: Dalla funzione alla lesione. Prevenzione diagnosi e terapia in medicina e chirurgia. - 1998, EDISU Caserta.

ARIENTI G.: Le basi molecolari della nutrizione. – Terza edizione - 2000, Piccin Editore

DOLL R., PETO R.: The causes of cancer: Quantitative estemates of avoidable riscks of cancer in the United States today. J. Natl Cancer Inst.1981; 66, 1196-1265

The ATBC Study Group, "The effect of vitamin E and beta-carotene on the incidence of lung cancer and other cancers in male smokers". N. Engl. J. Med., 1994; 330, 1029-1035.

MILLER E. R. e al.: meta-analysis: High-dosage vitamin E supplementation may increase all-cause mortality. Ann. Inter. Med., 2005; 142, 37-46.

LARSSON S.C. et al. "Dietary long-chain n-3 fatty acids for the prevention of cancer: a review of potential mechanisms", Am. J. Clin. Utr., 2004; 79, 935-945.

KRIS-ETHERTON P. M. et al. "Fish consumtion, fish oil, omega-3 fatty acids, and cardiovascular disease", circulation, 2002; 106, 2747.

Disease Prevention and treatment – Expansed Third Edition – Scientifica Protocols that Integrate Mainstream and Alternative Medicine. – 2000 Life Extension Media.

PRABHUDAS R., PALAN et al.: "Plasma levels of carotene, lycopene, canthaxanthin, retinol, and tocopherol in cervical intraepithelial neoplasia and cancer." - Clinical Cancer Research, January 1996

AMES, B. N., et al.: "The causes and prevention of cancer". Proc. Natl. Acad. Sci. USA. 92: 5258-5265. - 1995.

AMES, B. N., et al.:" Oxidants, antioxidants, and the degenerative diseases of aging." Proc. Natl. Acad. Sci. USA. 90: 7915-7922.– 1993

CECCANTI M. BALDUCCI G. ALBANO E.: I radicali liberi in medicina. Radicali liberi in medicina, I :3 9,1993.

H. WINTER GRIFFITH: guida completa alle vitamine, minerali ed integratori alimentari.

Ed. Edra 1993.

MATTI TOLONEN: "Vitamine e minerali nella salute e nella nutrizione." - A.S. Macor editori - Anno 1992.

PANDIANI M.: "Guida al corretto utilizzo di vitamine e minerali nella nutrizione." - Tecniche nuove, 1991.

BAYERS W., SCHMIDT K.: Vitamins in prevention und therapy. Hippokrates Verlag, Stuttgart, 1991, p. 311.

BURNS A., HOLLAND I.: "Vitamin E deficiency." - The Lancet 1986:805-806.

CREAGAN, CAMERON, PAULING, citati da YAMANAKA W.: "Il possibile ruolo antitumorale della vit. C." - Postgraduate Medicine 30:409, 1986.

CAMERON E., PAULING L., LEIBOVITZ B.: "Ascorbic acid and cancer: a review." Cancer Res. 1979 Mar; 39(3):663-81.

BERTINO JR. : nutrients, vitamins and minerals as therapy. Cancer 43:2137 2142, 1979.

CAMERON E., PAULING L.: "Supplemental ascorbate in the supportive treatment of cancer." - Proc. Natl. cad. Sci. 73 (1976) p.3685-3689.

ANTOLOVICH, M., et al.: "Methods for testing antioxidant activity." Analyst. 127:183-198. - 2002

KLAUS K. WITTE, MD.: The Vindicate Study in J Am Coll Cardiol. 2016; 67(22): 2593-2603.   doi: 10.1016/j.jacc. 2016.03.508

NOTA BIOGRAFICA

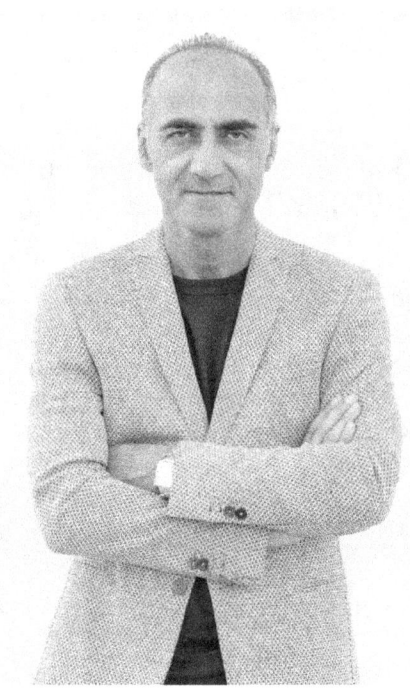

Bruno Ciaramella è Medico-Chirurgo Specialista in Medicina Interna – Nutrizionista.

Da oltre 30 anni studia il ruolo dell'alimentazione nella prevenzione e trattamento delle malattie cronico-degenerative e dell'obesità.

Specializzato in alimentazione vegetariana/vegana, è anche ideatore di "-Diet +Brain™", marchio registrato di un metodo di gestione del sovrappeso e dell'obesità, in cui confluiscono la sua rigorosa formazione medica accademica e conoscenze derivanti dallo studio della Programmazione Neuro Linguistica, Ipnosi, Coaching, Time Line Therapy, campi nei quali ha conseguito la certificazione Master.

E' Autore/Coautore delle seguenti pubblicazioni:

- Vitamine e minerali nell'alimentazione familiare – Come conservare la salute senza rinunciare alla buona tavola. EDIMES 1999.
- Nutrienti e malattie cronico-degenerative. Fisiopatologia dell'evoluzione della salute alla malattia. 2000, GUNA Editore, Milano.

- Dalla funzione alla lesione. Prevenzione diagnosi e terapia in medicina e chirurgia." -   1998, EDISU Caserta.

- Soccorso di base – Nozioni e Tecniche. 2007, Piccin Nuova Libraria.

Questo libro è stato pubblicato con la
Esclusiva Strategia Editoriale
"Self Publishing Vincente"
www.SelfPublishingVincente.it

www.ingramcontent.com/pod-product-compliance
Lightning Source LLC
Chambersburg PA
CBHW071155280526

45787CB00002B/510